SCHLAFEN.
DIE BESTE MEDIZIN!

Verein für Konsumenteninformation (Hrsg.)
Renate Haiden, Jasmin Arrich

SCHLAFEN.
DIE BESTE
MEDIZIN!

Herausgeber
Verein für Konsumenteninformation (VKI)
Mariahilfer Straße 81, 1060 Wien
ZVR-Zahl 389759993
Tel. 01 588 77-0, Fax 01 588 77-73, E-Mail: konsument@vki.at
www.vki.at I www.konsument.at

Geschäftsführer
Mag. (FH) Wolfgang Hermann

Autorinnen
Mag. Renate Haiden, MSc
Ass.-Prof. Dr. med. univ. Jasmin Arrich, Privatdozentin, MSc

Lektorat
Gerhard Früholz

Produktion, Grafische Gestaltung und Umschlag
Günter Hoy, Harald Sedlak

Druck
Holzhausen Druck GmbH, 2120 Wolkersdorf

Bestellungen
KONSUMENT Kundenservice
Mariahilfer Straße 81, 1060 Wien
Tel. 01 588 774, Fax 01 588 77-72
E-Mail: kundenservice@konsument.at

© 2021 Verein für Konsumenteninformation, Wien
Printed in Austria

Bibliografische Information Der Deutschen Bibliothek
Die Deutsche Bibliothek verzeichnet diese Publikation in der Deutschen
Nationalbibliografie; detaillierte bibliografische Daten sind im Internet
über <http://dnb.ddb.de> abrufbar.

Verein für Konsumenteninformation
ISBN 978-3-99013-101-5

€ 19,90

S chlaf ist für Lebewesen selbstverständlich. Warum braucht es dann ein Buch über Schlaf und vor allem über „gesunden" Schlaf? Geschieht das nicht ganz von selbst?

Wir verbringen etwa ein Drittel unserer Zeit mit Schlafen. Aber erst wenn das „gute Schlafen" nicht mehr selbstverständlich ist, beschäftigen wir uns näher mit diesem Thema. Passende Informationen zu finden ist nicht einfach und das Geschäft mit dem Schlaf boomt: von der richtigen Matratze bis zu Hilfsmitteln, die das Schnarchen verhindern sollen, oder einer Reihe pflanzlicher Arzneimittel zur Förderung des Ein- und Durchschlafens.

So selbstverständlich scheint Schlafen also längst nicht mehr zu sein und der Laie ist rasch überfordert, wenn es darum geht, die richtige und verständliche Information zu finden. Wir wollen daher mit diesem umfassenden und einfach verständlichen Buch dazu beitragen, den Schlaf mit all seinen Facetten zu beleuchten und zu erklären, was erklärt werden kann. Ziel ist es, leicht verständliches und patientengerechtes Hintergrundwissen sowie einfache Handlungsanleitungen für den Alltag und relevante Adressen aus Österreich zu bieten.

Wir bedanken uns sehr herzlich bei allen Expertinnen und Experten für die Gespräche und ihre Zeit, die das Entstehen des Buches möglich gemacht haben!

Die Autorinnen

Assoz. Prof. Dr. **Jasmin Arrich**, Privatdozentin, MSc., ist Fachärztin für Innere Medizin und an der Universitätsklinik für Notfallmedizin der Medizinischen Universität Wien tätig. Arrich ist Mitglied nationaler und internationaler Fachgesellschaften, Editorin der renommierten Cochrane Collaboration, eines weltweiten Netzwerks für verlässliche und verständliche Gesundheitsinformationen, und Editorin der Fachzeitschrift „Journal of Clinical Medicine".

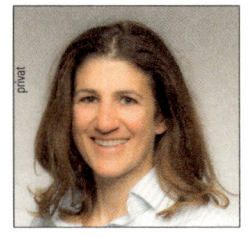

Mag. **Renate Haiden**, MSc arbeitet seit rund 20 Jahren als Gesundheits- und Medizinjournalistin für Verlage, Gesundheitseinrichtungen und Unternehmen. Mit einer Spezialausbildung zum Thema „Leichte Sprache" ist es ihr ein besonderes Anliegen, medizinische Inhalte für Patienten verständlich aufzubereiten. Denn nur wenn Information auch richtig ankommt und verstanden wird, kann der mündige Bürger die Vorschläge und Verhaltensregeln der Ärzte befolgen und wird ausreichend motiviert sein, selbst die nötige Verantwortung für die eigene Gesundheit zu übernehmen.

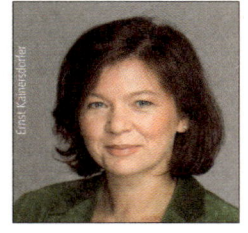

Wissenswertes rund um den Schlaf 9

So schlafen Tiere 12
Schlaf im Wandel der Zeit 15
Lebensstil und Schlaf 18
Schlaf- und Lebensphasen 18
Welcher Schlaftyp sind Sie? 20
Wie viel Schlaf benötigen Menschen? 21
Zweck des Schlafes 22
Funktion des Schlafes 26
Schlaf und Chronobiologie 34
Expertengespräch 36

Einfach schlecht geschlafen? 43

Schlafstörungen erkennen 46
Störfaktor Stress 47
Störfaktor Lärm 49
Störfaktor Licht 53
Störfaktor Essen & Trinken 54
Störfaktor Hormone 55
Störfaktor Pandemie 57
Störfaktor Zeitumstellung 59
Störfaktor Jetlag 61
Störfaktor Arbeitszeit & Arbeitsbelastung 62
Gefahr: Schlafmangel 66
Was passiert, wenn… 68
Habe ich eine Schlafstörung? 69
Expertengespräch 71

Schlafstörungen 73

Expertengespräch 76
Führen Sie ein Schlaftagebuch 78
So geht Ihr Arzt den Beschwerden auf den Grund 83
Was passiert im Schlaflabor? 84
Kleines Lexikon der Schlafmedizin 86
Wichtige Schlafstörungen im Überblick 89
Wie wird eine Insomnie festgestellt und behandelt? 94
Expertengespräch 96
Schlafbezogene Atmungsstörungen 101
Hypersomnien 108
Störungen des zirkadianen Schlaf-Wach-Rhythmus 111
Parasomnien 113
Bewegungsstörungen im Schlaf 116
Expertengespräch 119

123   **Tipps und Tricks für einen gesunden Schlaf**

126   20 einfache Tipps für den Alltag
132   Schreiben Sie ein Schlaftagebuch
135   Machen Sie Ihr Schlafzimmer zum Wohlfühlort
137   Entspannungstechniken erlernen
138   Expertengespräch

143   **Service**

145   Literatur
155   Adressen
161   Stichwortverzeichnis

Auch Schlafen ist eine Form der Kritik, vor allem im Theater.

George Bernhard Shaw
Literaturnobelpreisträger

Wissenswertes rund um den Schlaf

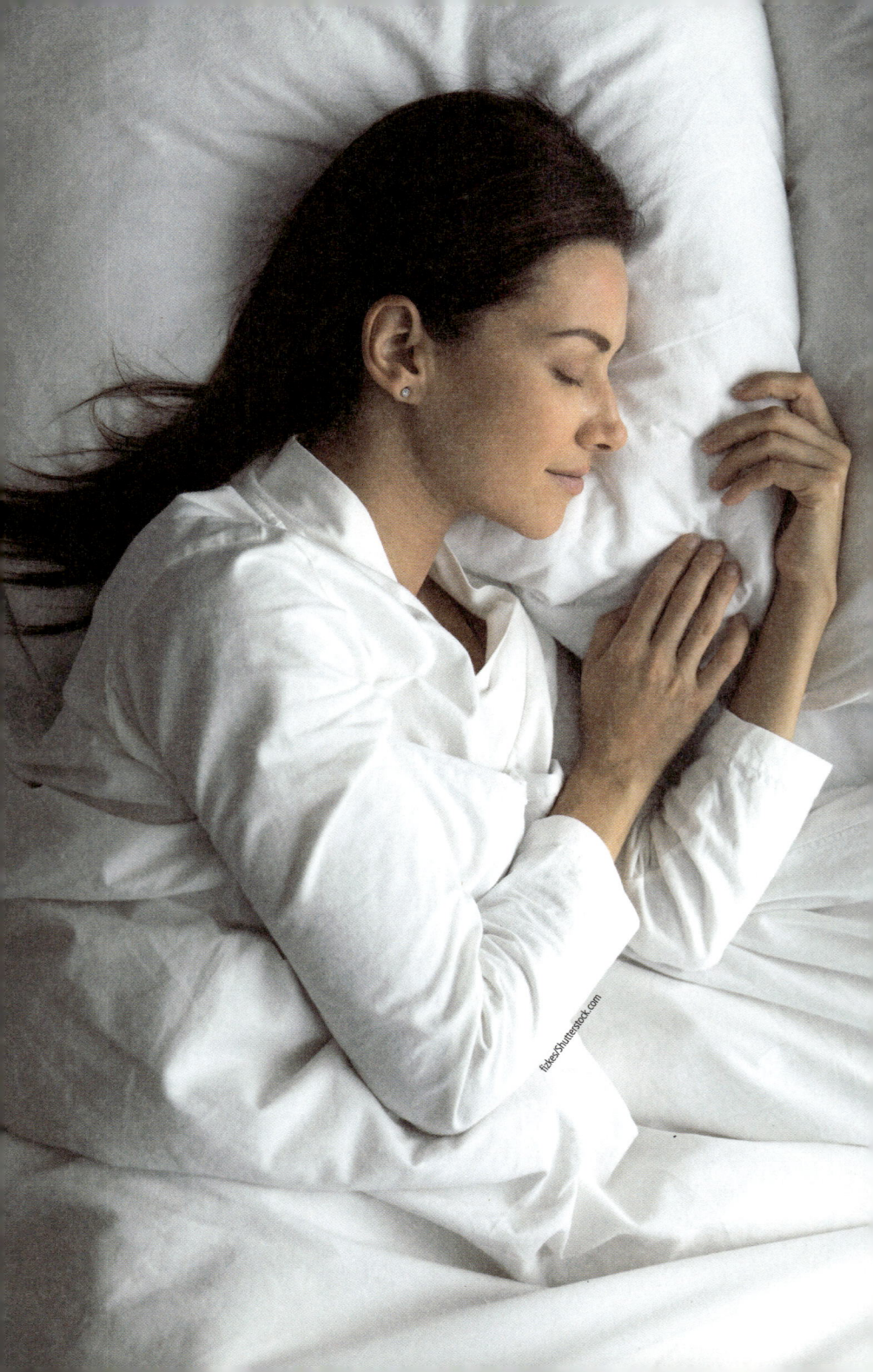

Kaum etwas ist so selbstverständlich wie der Schlaf und gleichzeitig ranken sich viele Mythen und Geschichten um das Thema. Märchenforscher kennen das Motiv „Schlaf" aus vielen Erzählungen. So findet sich zum Beispiel der „Winterschlaf" schon in der griechisch-antiken Geschichte von der Göttin Persephone, die im Winter von der Erde verschwindet und bis zum Frühling bei Hades, dem Gott der Unterwelt bleiben muss. Dornröschen sticht sich an der Spindel, wird mit einem Zauber belegt und schläft 100 Jahre, bis sie von einem Prinzen wachgeküsst wird. Im Märchen „Einäuglein, Zweiäuglein und Dreiäuglein" der Gebrüder Grimm singt eine Schwester die andere in den Schlaf „Einäuglein, wachst du? Einäuglein, schläfst du?", um sich satt zu essen, während die andere schläft.

Aristoteles definierte Schlaf als das Gegenteil des Wachseins und „Der Schlaf ist der kleine Bruder des Todes" formulierte der Philosoph Arthur Schopenhauer. Er schließt damit an die griechische Mythologie an: hier ist Hypnos der Gott des Schlafes. Sein Bruder Thanatos, der Gott des sanften Todes. Als „Entschlafen" oder „ewiger Schlaf" wird nach wie vor das Sterben umschrieben. Sowohl der Schlaf als auch der Tod wurden bei den Germanen als Sandmann bezeichnet, als Gesandter Gottes. Heute noch bringt das „Sandmännchen" den Kindern den Schlaf.

Schlaf im Märchen, meist als Folge eines Zaubers, kann fast immer Raum und Zeit aufheben. Er kann für Bestrafung sorgen oder zur Erlösung führen. All jenen, die es schaffen wach zu bleiben, wird es möglich, Dinge zu sehen, die Schlafende nicht sehen können. Die Welt des Schlafes ist im Märchen verbunden mit der Sehnsucht nach paradiesischen Zuständen, mit Heilung, Verwandlung, aber auch gleichzeitig mit der Angst vor Ungewissem. Eng verbunden damit ist das Thema „Traum", der sich – mit Ausnahme von Tagträumen – fast immer während des Schlafens ereignet. Träume faszinieren Menschen besonders, denn sie sind unkontrollierbar und daher besonders rätselhaft.

Sprichwörter wie „über etwas schlafen" oder „sich gesund schlafen" geben schon einen Hinweis darauf, dass der Schlaf für unsere Gesundheit bedeutsam ist. Wissenschaftler sind sich einig, dass eine erholsame Nachtruhe eine wichtige Voraussetzung für unser seelisches und körperliches Wohlbefinden ist. Immerhin verbringt der Mensch im Schnitt etwa ein Drittel des Lebens im Schlaf – Grund genug, sich dem Schlaf auch aus wissenschaftlicher Sicht zu nähern. Im Mittelpunkt stehen dabei Fragen nach Schlafstörungen, ihren Ursachen und einer passenden Behandlung.

Lange Zeit wurde der Schlaf als inaktiver Zustand betrachtet. Erst mit der Erfindung der Elektroenzephalografie (EEG) und damit der Möglichkeit, Aktivitäten des Gehirns zu messen, wurde der Schlaf als dynamischer Prozess der Hirnfunktionen dargestellt. Im Schlaf werden die Vitalfunktionen wie Atmung und Herztätigkeit langsamer und der Körper benötigt weniger Energie. Gedächtnisinhalte werden gespeichert, Muskeln aufgebaut, Hormone reguliert und das Immunsystem gestärkt.

So schlafen Tiere

Menschen schlafen fast immer im Liegen. Bei Tieren wird die Schlafposition häufig von der Größe bestimmt: Elefanten, Giraffen oder Nashörner sind einfach zu groß und behäbig, um sich zum Schlafen hinzulegen. Für sie ist es einfacher im Stehen auszuruhen, aber auch sicherer. Denn wenn sie sich hinlegen, sind sie leichte Beute für Raubtiere. Daher schlafen sie auch nur zwei bis drei Stunden pro Tag und das in sehr kurze Phasen aufgeteilt. Zudem sind sie aufgrund ihres Körpergewichtes viele Stunden unterwegs, um Nahrung zu suchen, sodass ihnen kaum Zeit zum Schlafen bleibt.

Flusspferde verbringen einen Großteil ihres Lebens im Wasser und können bis zu 30 Minuten die Luft anhalten. Sie schlafen meist nur wenige Minuten und lassen sich dazu auf den Grund der Gewässer sinken.

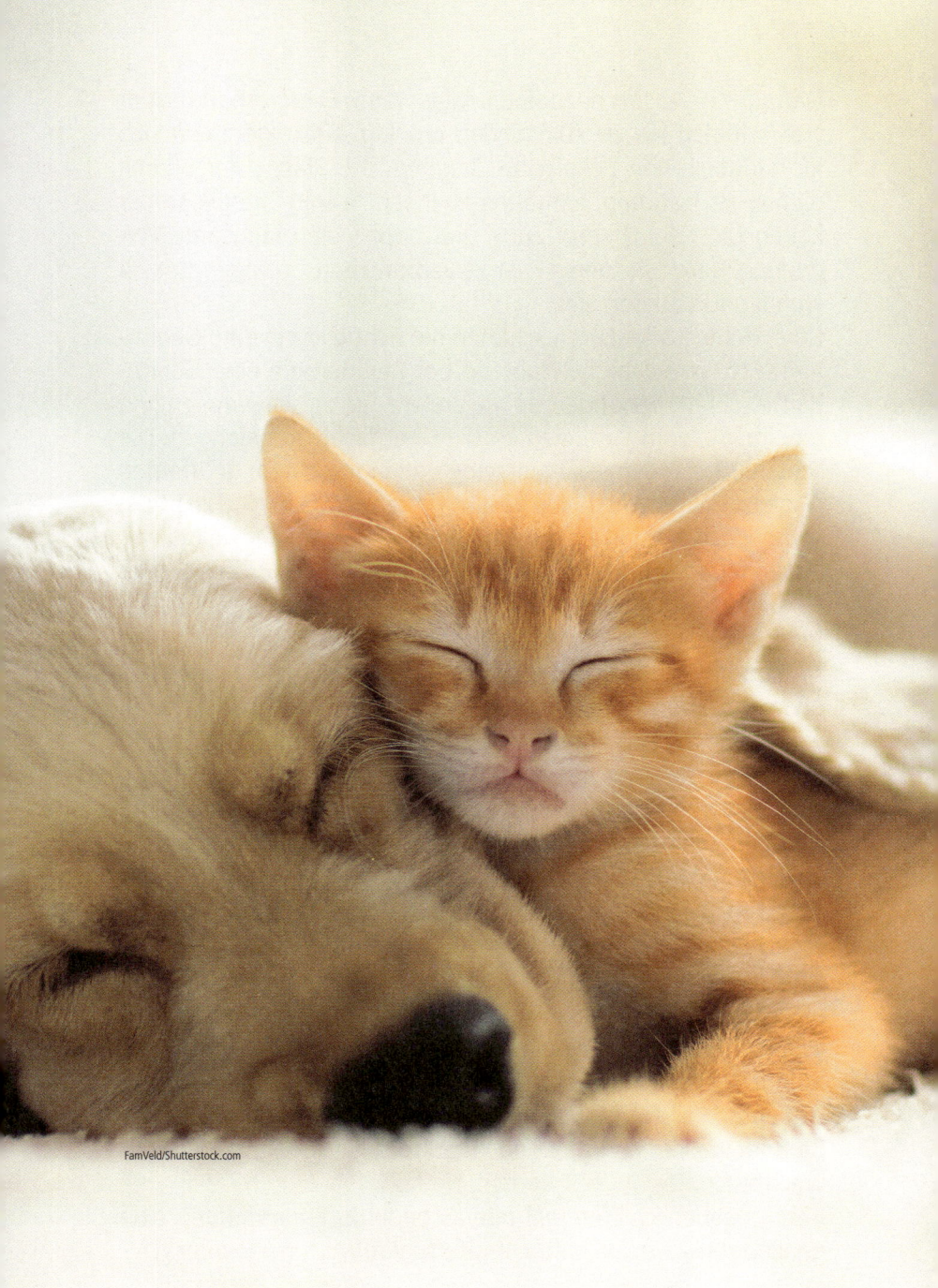

Ganz im Gegensatz dazu sind Koalas wahre Energiesparkünstler und schlafen bis zu 20 Stunden pro Tag. Dazu klemmen sich in Astgabeln von Eukalyptus-Bäumen. Die Blätter der Bäume dienen als Nahrung, enthalten aber sehr wenig Energie. Daher kauen die Koalas sehr lange und haben eine langsame Verdauung. Damit sie wenig Energie verbrauchen, bewegen sie sich wenig und schlafen viel.

Haie, Delfine oder Enten schlafen nie richtig, denn eine Gehirnhälfte ist immer aktiv. Während bei Delfinen die eine Gehirnhälfte schläft, benötigen sie die andere, um zu schwimmen und regelmäßig zum Luftholen an die Oberfläche zu gelangen. Die schlafenden Meeressäuger treiben dann mit einem geöffneten Auge im Wasser. Um beide Gehirnhälften abwechselnd zu beanspruchen, wechseln sie regelmäßig die Seite, auf der sie treiben.

Zugvögel schlafen im Gleitflug, allerdings nur für etwa zehn Sekunden am Stück. Forscher vermuten, dass auch bei schlafenden Vögeln eine Gehirnhälfte aktiv bleibt.

Antilopen, Pferde, Esel, Schafe, Ziegen oder Rinder kommen auf etwa drei bis vier Stunden Schlaf pro Tag, unterteilt in Intervallen von maximal zehn Minuten. Auch sie schlafen meist im Stehen und legen sich nur hin, wenn sie sich wirklich sicher fühlen. Wenn sie in einer Gruppe leben, wechseln sie sich ab. Während die einen schlafen, bleiben die anderen wach und achten auf die Sicherheit der Herde.

Ameisen halten mehrmals am Tag kurze Schlafpausen von einer Minute und kommen insgesamt auf vier bis fünf Stunden Schlaf. Die Ameisenkönigin schläft doppelt so viel, bis zu neun Stunden pro Tag.

Warum Störche und Flamingos nur auf einem Bein schlafen, haben Forscher kürzlich versucht zu beantworten. Die These ist, dass der Körper weniger Wärme verliert, wenn nur ein Bein im Wasser bleibt. Ist das Standbein ausgekühlt, wird gewechselt.

Bären, Siebenschläfer, Igel oder Schildkröten verschlafen eine ganze Jahreszeit. Sie halten Winterschlaf, Winterruhe oder Winterstarre, um jene Zeit zu überbrücken, in denen das Nahrungsangebot sehr knapp oder nicht vorhanden ist.

Wer Hunde und Katzen zu Hause hat, der kennt den Schlafrhythmus der Haustiere genau: Sie schlafen mehrmals am Tag und schieben dazwischen noch Ruheperioden ein, in denen sie die Augen zwar schließen, aber nur dösen – insgesamt verbringen sie so etwa zwei Drittel des Tages. Erfolgt ein Außenreiz wie ein ungewöhnliches Geräusch, wechseln sie blitzschnell in den Aktivitätsmodus.

Schlaf im Wandel der Zeit

Wann, wo und wie Menschen schlafen, ist Ausdruck der so genannten Schlafkultur. Forschungen zeigen, dass sich der Schlaf- und Wachrhythmus wesentlich damit verändert hat, dass Gesellschaften ausreichend Zugang zu künstlichem Licht haben und in befestigten – und damit geschützt – Häusern leben. Zudem hängen die Schlafgewohnheiten auch vom Klima ab. So halten Menschen in südlichen Ländern über die heiße Mittagszeit häufiger Ruhezeiten ein und gehen dafür erst spätabends ins Bett. In vielen Kulturen hängt die Schlafenszeit auch von der Arbeit ab. Nomadenvölker schlafen mehrmals am Tag, in landwirtschaftlichen Regionen wechselt der Schlaf-Wach-Rhythmus mit der Jahreszeit.

Eine zentrale Bedeutung hatte das Liegen und Schlafen bereits bei den Römern, die sich nicht nur zum Schlafen, sondern auch zum Lesen, Schreiben und Essen hinlegten. Dazu diente das so genannte „Lectulus", ein kleines Bett. Darüber hinaus gab es ein eigenes Speisesofa, das „Triclinium" und bereits eigene Räumlichkeiten, die nur zum Schlafen dienten: das so genannte „Cubiculum".

Schlaf-Facts

Eine Studie von Wissenschaftlern der University of Michigan erhob mit Hilfe einer App die Schlafzeiten der Studienteilnehmer in verschiedenen Ländern. Folgende durchschnittliche Schlafenszeiten pro Tag wurden beobachtet:

- Japan, Singapur: 7 Stunden und 24 Minuten
- Deutschland: 7 Stunden und 45 Minuten
- Niederlande: 8 Stunden und 12 Minuten

Eine Studie des Möbelherstellers Ikea zeigt, was Deutsche beim Schlafen anhaben:

- Pyjama 47%
- T-Shirt 16%
- Nachthemd 15%
- Unterwäsche 12%
- Nackt 5%
- Keine Angabe 4%

Die britische Hotelkette Travelodge hat 2007 erhoben, dass die Zahl der unbekleidet in der Empfangshalle der Hotels umherirrenden Schlafwandler um das Siebenfache zugenommen hat. Mehr als 400 Fälle – fast ausschließlich Männer – wurden gemeldet. Ursache waren nach Angaben der Erhebung Stress und Alkoholmissbrauch.

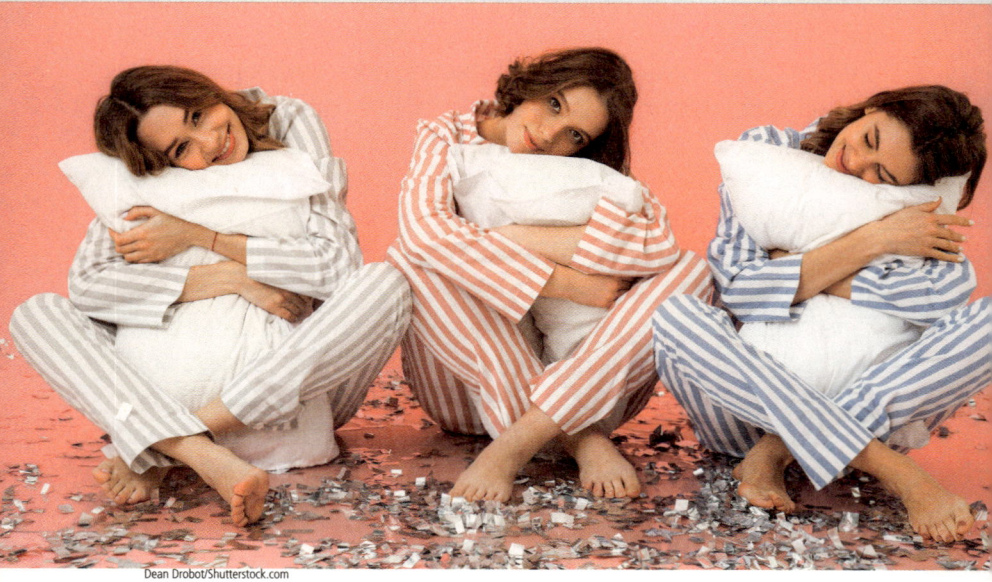

Dean Drobot/Shutterstock.com

Zur Zeit des Mittelalters war das Schlafen keine sehr persönliche Angelegenheit. Meist schliefen Familien, Verwandte und Bedienstete in einem Raum, meist auch in einer gemeinsamen Schlafstatt. Schlafzimmer, so wie wir sie heute kennen, entstanden in Schlössern oder Adelshäusern und mit der Zeit in bürgerlichen Haushalten.

Ärmere Bevölkerungsschichten teilten sich noch bis nach dem Zweiten Weltkrieg das Bett mit so genannten „Bettgehern". Bis zu Beginn des 20. Jahrhunderts hatte schlafen auch keinen besonders guten Ruf. Wer viel schlief, wurde als faul und arbeitsscheu bezeichnet. Erst in jüngster Zeit hat sich in westlichen Industrieländern der Schlaf von einem notwendigen Übel immer mehr zu einem Luxusgut entwickelt. Schlafstörungen haben in Medizin und Wissenschaft Eingang gefunden und dem „gesunden Schlaf" wird mehr Bedeutung beigemessen.

Je nach Kulturraum wird unterschiedlich geschlafen: In eigenen Räumen, in gemeinsamen Zelten oder im Freien. Die Schlafstatt ist am Boden, auf Podesten, auf Matratzen, in Hängematten oder in Betten. Je nach Klima und sozialem Status gibt es Tücher, Decken oder Kissen. Eine Studie von Worthman und Melby beschreibt sehr deutlich den Unterschied der Schlafgewohnheiten in verschiedenen Kulturen. Während Europa und Nordamerika tendenziell eine lange Schlafphase pro Nacht kennen, wird in Ländern wie China oder Japan der tägliche Schlaf auf mehrere Phasen aufgeteilt. Im westlichen Kulturraum schlafen Erwachsene meist getrennt von ihren Kindern, in abgedunkelter und ruhiger Umgebung. Der Schlafplatz wird nicht gewechselt und die Schlafenszeiten folgen meist sehr klar definierten Regeln, die sich an den jeweiligen Unterrichts- und Arbeitszeiten der Menschen orientieren.

Lebensstil und Schlaf

Wissenschaftler der Rutgers Universität im US-Bundesstaat New Jersey zeigten in einer Studie auf, wie sehr der individuelle Lebensstil die Schlafqualität beeinflussen kann. Die Forscher haben Daten von mehr als 175.000 griechischen Schülern untersucht und festgestellt: Besonders negativ wirken sich regelmäßiger Fast-Food-Konsum, der Verzicht auf das Frühstück und Übergewicht auf die Schlafqualität aus. Kinder, die viel Zeit vor dem Bildschirm verbringen und jene, die wenig Sport betreiben, berichten ebenfalls häufiger von Schlafproblemen. Etwa 40 Prozent der Befragten schliefen im Schnitt zu wenig.

Schlaf- und Lebensphasen

Unterschiedliche Lebensphasen sind durch unterschiedliche Schlafbedürfnisse gekennzeichnet. Im Säuglingsalter liegt die Schlafdauer bei 16 bis 18 Stunden. Babys schlafen sowohl am Tag als auch in der Nacht – jedoch nicht durchgehend. Im Laufe der ersten Lebensmonate passt sich der Schlaf-Wach- und damit der Tag-Nacht-Rhythmus an. Die Zeit, in der Babys am Tag schlafen, nimmt ab, während die Schlafdauer in der Nacht zunimmt.
In der Kindheit nimmt die Schlafmenge ab. Jugendliche in der Pubertät brauchen wieder mehr Schlaf, wobei sich der Rhythmus meist nach hinten verschiebt. Es ist daher nicht ungewöhnlich, dass sie in der Früh müde sind, gerne länger schlafen und dafür oft erst weit nach Mitternacht zu Bett gehen.
Im Erwachsenenalter hat sich die persönliche Schlafdauer über längere Zeit eingependelt und bleibt konstant. Mit fortschrei-

tenden Lebensjahren ändern sich oftmals Schlafverhalten: man wacht kurz und häufiger auf, braucht mitunter weniger Schlaf, geht früher zu Bett und steht auch früher wieder auf.

Bei Menschen, die aus dem aktiven Berufsleben ausgeschieden sind, verschiebt sich der Schlaf-Wach-Rhythmus oft nach vorne. Sie schlafen nicht weniger, aber die Zeiten des Schlafes verteilen sich über Tag und Nacht. So machen ältere Menschen oft mehrmals ein „Nickerchen" tagsüber oder einen Mittagsschlaf nach dem Essen.

Ein kurzer Schlaf am frühen Abend vermindert jedoch das Schlafbedürfnis und beseitigt die einschläfernde Wirkung des Adenosins (mehr dazu auf ► Seite 28), das sich im Laufe des Tages im Körper ansammelt. Daher ist man dann oft abends, wenn Schlafenszeit wäre, nicht schläfrig genug, um rasch einzuschlafen oder gut durchschlafen zu können. Betroffene meinen dann oft fälschlicherweise, an einer Schlafstörung zu leiden.

Die Schlafenszeit verschiebt sich im Alter auch insofern nach vorne, dass das Melatonin mit höherem Alter immer früher am Abend freigesetzt wird und damit der Schlafdrang früher einsetzt (mehr dazu auf ► Seite 28).

Etwa ab der Lebensmitte beobachten viele Menschen, dass es zu einer subjektiven Verschlechterung der Schlafqualität kommt. Man schläft weniger tief, wird nachts häufig wach, schläft weniger gut durch oder wacht früher als gewohnt auf. Das kann dazu führen, dass man untertags – abhängig von der Belastung – ebenfalls unter mehr Müdigkeit leiden kann. Bei Frauen kommt es häufig mit den Wechseljahren zu einer schlechteren Schlafqualität. Schlaf wird zunehmend als „Problem" erlebt. Dabei handelt es jedoch oft um biologisch bedingte Prozesse, wie Hormonschwankungen, die zu den Schlafstörungen führen können, die in unterschiedlicher Weise belastend sein können.

Die Rolle, die der Schlaf bei der Entwicklung spielt, ist noch nicht umfassend erforscht. Aus der Forschung ist aber bekannt:

Ist der Schlaf chronisch beeinträchtigt, kommt es unabhängig vom Alter zu körperlichen Beschwerden und Folgen für die psychische Gesundheit, wie etwa Einbußen in der Aufmerksamkeit und dem Erinnerungsvermögen. Gerade bei älteren Menschen tritt durch den fragmentierten Schlaf – also das häufige Aufwachen und Aufstehen während der Nacht – ein weiteres Gesundheitsrisiko auf: Sie wechseln zu rasch von der liegenden in die stehende Position, was mit Schwindel und Blutdruckabfall einhergehen kann. Damit steigt die Gefahr von Stürzen und Knochenbrüchen im Alter zusehends an.

Welcher Schlaftyp sind Sie?

Stehen Sie gerne früh auf oder machen lieber die Nacht zum Tag? Den meisten werden die Begriffen Lerchen für die Frühaufsteher und Eulen für die nachtaktiven Menschen bekannt sein, aber in der Schlafwissenschaft schlagen auch noch andere Typen zur Einteilung des Schlaftyps vor. Gehören Sie zu Lerchen, Eulen, Bären oder Delfinen? Die Lerchen werden übrigens auch oft als Löwen bezeichnet und statt der Bezeichnung Eulen findet man oft die Bezeichnung Bären. Wer seinen Schlaftyp kennt, der kann versuchen seinen Tagesablauf danach auszurichten und jene Zeit gut nutzen, in der die Leistungsfähigkeit am höchsten ist. Folgende Schlaftypen – wobei es viele Mischformen gibt – kennt die Schlafforschung:

Lerchen und Löwen

Lerchen und Löwen sind Frühaufsteher und sind daher bis Mittag in ihrer produktivsten Phase. Dafür sind sie schon früh am Abend müde.

Eulen und Wölfe

Eulen und Wölfe sind typische Morgenmuffel. Sie stehen gerne später auf und haben erst abends ihre leistungsfähigste Zeit. In Mitteleuropa sind Eulen in der Überzahl. Das könnte genetisch bedingt sein oder am künstlichen Licht liegen, das den Tagesablauf beeinflusst.

Bären

Der Schlafrhythmus der Bären orientiert sich am Sonnenaufgang und Sonnenuntergang. Bären-Typen sind um die Mittagszeit am produktivsten.

Delfine

Delfine gehen gegen Mitternacht ins Bett, wachen aber nachts häufig auf. Sie haben ihre produktivste Zeit etwa um 19:00 Uhr.

Warum es diese unterschiedlichen Schlaftypen gibt, hat wohl eine Ursache in der Entwicklungsgeschichte. Wenn immer ein Teil wach ist, während der andere schläft, so kann die wache Gruppe auch „wachsam" sein und die Herde oder den Stamm vor Feinden schützen.

Wie viel Schlaf benötigen Menschen?

Bekannte Staatschefs wie Napoleon oder Margaret Thatcher sollen laut Medienberichten mit viereinhalb Stunden Schlaf pro Nacht ausgekommen sein. Wie viel Schlaf „ideal" ist, hat der königliche Leibarzt Dr. Christoph Wilhelm Hufeland um 1800 in seinem Buch „Makrobiotik, oder: Die Kunst, das menschliche Leben zu verlängern" erstmals mit sieben bis acht Stunden definiert:

„… Die Zeit des Schlafs ist nichts als eine Pause des intensiven Lebens, ein scheinbarer Verlust desselben, aber eben in dieser Pause, in dieser Unterbrechung seiner Wirksamkeit liegt das größte Mittel zur Verlängerung desselben. Eine 12 – 16-stündige ununterbrochene Dauer des intensiven Lebens des Menschen bringt schon einen so reißenden Strom der Konsumtion hervor, dass sich ein schneller Puls, eine Art von allgemeinem Fieber (das sogenannte tägliche Abendfieber) einstellt. Jetzt kommt der Schlaf zu Hilfe, versetzt ihn in einen mehr passiven Zustand, und nach einer solchen sieben- bis achtstündigen Pause ist der verzehrende Strom der Lebenskonsumtion so gut unterbrochen, das Verlorene so schön wieder ersetzt, dass nun Pulsschlag und alle Bewegungen wieder langsam und regelmäßig geschehen, und alles wieder den ruhigen Gang geht (…) Daher vermag nichts so schnell uns aufzureiben und zu zerstören, als lange dauernde Schlaflosigkeit (…)".

Sowohl die Weltgesundheitsorganisation WHO also auch die National Sleep Foundation geben für Erwachsene derzeit eine durchschnittliche Schlafdauer von acht Stunden pro Nacht vor. Je nach Lebensphase und Schlaftyp können die Werte abweichen.

Zweck des Schlafes

Schlaft macht etwa ein Drittel der menschlichen Lebenszeit aus und dennoch hat die Wissenschaft kaum eine umfassende Antwort auf die Frage, warum Menschen schlafen. Während wir schlafen, können wir nicht essen, nicht mit anderen kommunizieren oder Feinde abwehren. Dennoch hat sich wohl die Evolution dabei etwas gedacht, denn unzweifelhaft hat Schlaf offensichtlich lebenswichtige Funktionen, denn viele Organe und Prozesse profitieren von der Ruhephase.

Der wichtigste Grund warum wir schlafen, ist unser Gehirn. Während es tagsüber Hochleistung erbringt und Sinneseindrücke aufnimmt, braucht es nach etwa 16 Stunden auch einmal eine Pause. Ähnlich wie bei der Speicherung von Daten auf einer Festplatte werden in dieser Zeit die Erlebnisse des Tages am „richtigen Speicherplatz" abgelegt und mit schon vorhandenen Inhalten im Langzeitgedächtnis verknüpft.

In den letzten zwanzig Jahren haben Medizin und Schlafforschung enorme Erkenntnisse gewonnen, die zum besseren Verständnis von Schlaf und damit auch möglichen Schlafstörungen geführt haben. Die Vorgänge im Gehirn wurden vielfach untersucht, sodass mit Sicherheit gesagt werden kann, dass der Schlaf die Fähigkeit fördert, zu lernen, zu erinnern und logische Entscheidungen zu treffen. Das Überspielen von Information aus dem Arbeitsgedächtnis ins Langzeitgedächtnis erfolgt im Schlaf, sodass wir am nächsten Tagen neuen Herausforderungen gewachsen sind.

Körperlich profitieren wir auf vielfältige Weise vom Schlaf: So ist ein gesunder Schlaf notwendig dafür, dass Insulin richtig wirken kann und unseren Blutzuckerspiegel und damit unseren Stoffwechsel im optimalen Bereich hält. Und genügend Schlaf ist untrennbar mit der ordnungsgemäßen Funktion unseres Herz-Kreislauf-Systems verknüpft, denn er vermindert verschiedene Risikofaktoren wie Bluthochdruck, Entzündungsvorgänge, Übergewicht und den Blutfettspiegel und sorgt damit für ein gesunderes Herz.

Dass Schlaf die beste Medizin ist, zeigt sich auch darin, dass das Immunsystem und die Abwehrkräfte profitieren. Wie genau Schlaf jedoch Immunfunktionen beeinflusst, ist wissenschaftlich noch nicht endgültig geklärt. Jedoch konnten Wissenschaftler

- Informationen, die von den Sinnesorganen aufgenommen werden, gelangen in das sensorische Gedächtnis. Das meiste davon benötigen wir für unsere Erinnerung nicht mehr und wird daher gelöscht.
- Die Information, die wir allerdings speichern möchten, gelangt in das Kurzzeitgedächtnis (primäres Gedächtnis). Hier werden Gedächtnisinhalte allerdings nur wenige Sekunden aufbewahrt und danach aussortiert, was wir später noch abrufbar haben wollen.
- Dieser Teil wandert weiter in das Arbeitsgedächtnis oder sekundäre Gedächtnis. Hier werden begrenzte Mengen von Informationen zum schnellen Abrufen gespeichert. Wie gut oder schlecht es arbeitet, ist von verschiedenen inneren und äußeren Einflüssen, wie z. B. Stress, Emotionen und Alkohol abhängig.
- Das Langzeitgedächtnis, oder das tertiäre Gedächtnis, ist der Ort, an dem Erinnerungen auf unbestimmte Zeit aufbewahrt werden. Aber auch viele dieser Gedächtnisinhalte werden mit der Zeit wieder vergessen. Üben und Wiederholen hilft, diese Inhalte besser im Langzeitgedächtnis zu bewahren. Im Langzeitgedächtnis werden Informationen nach zwei Gruppen abgelegt:
  – im prozeduralen Gedächtnis findet sich alles, was wir unbewusst machen und oft wiederholt haben, wie zum Beispiel – wenn wir es einmal gelernt haben – das Radfahren. Aber auch bestimmte Verhaltensweisen und Prägungen und Gewohnheiten sind hier gespeichert.
  – Im zweiten Teil, dem so genannten deklarativen Gedächtnis, wird gespeichert, was bewusst abgerufen wird. Das sind zum Beispiel Stoff aus dem Schulunterricht, Urlaubserinnerungen oder Namen von Personen, die wir kennen. Verantwortlich dafür sind bestimmte Botenstoffe in den Nervenzellen. Rufen wir diese Information häufig ab, so können wir sehr schnell darauf zugreifen. Je weniger häufig wird diese Informationen nützen, desto eher geraten sie in Vergessenheit.

Kirasolly/Shutterstock.com

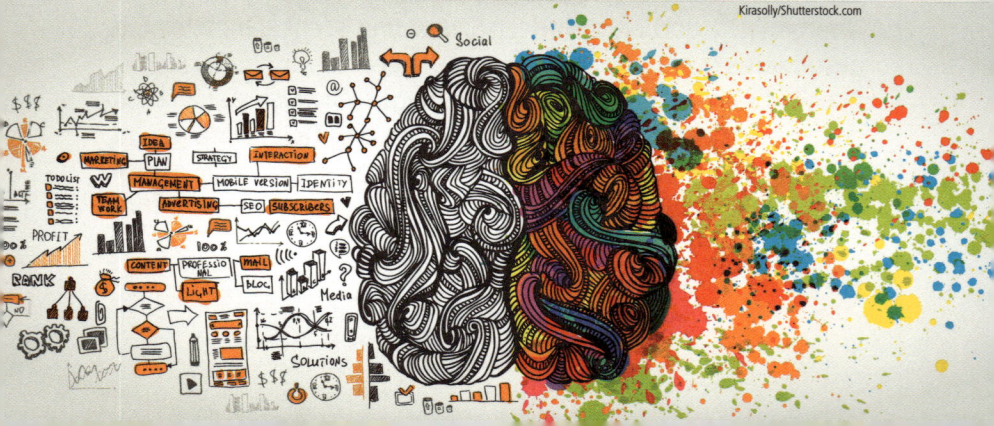

der Universität Tübingen und der Universität Lübeck zum Beispiel in einer aktuellen Studie zeigen, dass bereits nach drei Stunden ohne Schlaf die Funktion der T-Zellen beeinträchtigt war. T-Zellen sind Blutzellen und für die Abwehr gegen verschiedene Erreger zuständig. Sie befinden sich ständig im Blutkreislauf und stöbern Krankheitserreger auf. Haben sie welche gefunden, so können sie sich an diese Krankheitserreger anhaften und sie unschädlich machen. Das haben die Forscher mithilfe eines einfachen Experiments mit gesunden Menschen herausgefunden: Die Studienteilnehmer wurden in zwei Gruppen geteilt. Eine Gruppe durfte nachts für acht Stunden schlafen, die zweite Gruppe blieb über den gesamten Zeitraum wach. Während der Studie wurde den Teilnehmern alle vier Stunden Blut abgenommen. Damit die schlafenden Studienteilnehmer dabei nicht geweckt wurden, erhielten sie eine Verweilkanüle, die mit einem langen dünnen Schlauch verbunden war. Dieser Schlauch führte bis in den nächsten Raum, wo die Forscher das Blut abnehmen konnten. Dabei überprüfte das Forschungsteam, wie sehr sich die T-Zellen an andere Zellen binden können. Das Ergebnis zeigte: Je mehr Schlaf die Versuchspersonen bekamen, desto besser hafteten die T-Zellen. Die Forscher konnten aber noch einen wichtigen Zusammenhang entdecken: Moleküle, wie beispielsweise Adrenalin, Prostaglandine oder Adenosin vermindern die Haftungseigenschaften von T-Zellen, wenn sie direkt auf T-Zellen einwirken. Diese Stoffe sind auch dann stark erhöht, wenn wir starkem anhaltendem Stress ausgesetzt sind oder unter Krebs leiden. Während wir normal schlafen, ist natürlicherweise nur wenig von diesen Stoffen im Kreislauf vorhanden, was die Hafteigenschaften der T-Zellen verbessert. Zusammengefasst bedeuten die Studienergebnisse, dass Schlaf eine wichtige Rolle spielt, um die Funktion des Immunsystems zu verbessern.

„Schlank im Schlaf" ist ein vielversprechender – wenn auch so nicht ganz richtiger – Werbeslogan. Aber es gibt einige Hinweise darauf, wie gesunder Schlaf mit einem gesunden Körpergewicht in Zusammenhang steht. Die einfachste Sache: Im Schlaf können wir nicht essen. Zudem haben Studien gezeigt, dass die Hormone, die für die Steuerung des Appetits zuständig sind, durch Schlafmangel durcheinanderkommen. Ghrelin fördert das Hungergefühl, Leptin fördert das Sättigungsgefühl. Während des Tages steuert der Körper diese Hormone, um zu signalisieren, wann es Zeit ist Kalorien aufzunehmen und wann nicht. Studien haben gezeigt, dass Menschen, die nicht ausgeschlafen sind, höhere Ghrelin- und niedrigere Leptin-Spiegel und damit mehr Appetit hatten. Weitere Studien haben gezeigt, dass Menschen, die weniger schlafen, eher zu ungesunden, kalorienreichen Nahrungsmitteln greifen … Im Mittelpunkt des Ernährungskonzeptes, mit dem Schlaf schlank machen soll, steht der Insulinspiegel. Insulin ist ein Hormon, das in der Bauchspeicheldrüse produziert wird, um den Blutzuckerspiegel im Blut zu senken. Wer abends auf zuckerhältige Speisen verzichtet und mehr Eiweiß zu sich nimmt, soll die Ausschüttung von Insulin vermindern, sodass der Körper statt Blutzucker zu speichern, die körpereigenen Fettreserven zum Energiegewinn verwenden kann. Studien haben gezeigt, dass es eine gewünschte Gewichtsreduktion erleichtern kann, wenn man die Hauptmahlzeit bzw. die kalorienreichste Mahlzeit des Tages vor 15 Uhr zu sich nimmt.

Funktion des Schlafes

Damit wir schlafen, benötigt es den Schlafdrang und den Schlafdruck.
Der Schlafdrang ist ein Signal, das von der „inneren Uhr" in unserem Gehirn ausgeht. Sie ist für den Tag-Nacht-Rhythmus verantwortlich und folgt einem 24-Stunden-Rhythmus, der

auch „zirkadianer Rhythmus" genannt wird. Diese Bezeichnung weist darauf hin, dass der angeborene Rhythmus nicht genau 24 Stunden entspricht, sondern zirka der Länge eines Tages. Dieser natürliche Zyklus findet sich bei jedem Lebewesen auf der Erde und sorgt für eine räumliche und zeitliche Organisation. So dreht sich die Erde in 24 Stunden um ihre Achse und in 365 Tagen um die Sonne. Es entstehen Tag und Nacht, Ebbe und Flut, aber auch die Jahreszeiten in immer wiederkehrenden Rhythmen.

Ein wichtiges Signal für diese Rhythmen ist das Tageslicht, aber nicht nur. Denn sonst würden zum Beispiel blinde Menschen nachts keinen Schlafdrang verspüren oder wir durch künstliches Licht diesen Zyklus komplett verändern. Neben dem Tageslicht sind noch weitere Reize dafür verantwortlich, dass wir einen Schlaf-Wach-Rhythmus haben: Temperaturschwankungen, Nahrungsaufnahme oder Aktivität. Alle diese Signale sind so genannte „Zeitgeber" und werden vom Gehirn benutzt, um sich auf den 24-Stunden-Rhythmus einzustellen. Diese „Uhr" liegt in einem kleinen Kerngebiet des Gehirns ganz in der Nähe des Sehnervs. Dieses Kerngebiet heißt in der medizinischen Fachsprache „Nucleus suprachiasmaticus" (SCN), besteht aus rund 20.000 Zellen und ist ein Bestandteil des Hypothalamus. Der Hypothalamus ist ein Teil des Zwischenhirns und dient dazu, Vorgänge wie die Atmung, den Kreislauf oder die Körpertemperatur zu steuern.

Der biologische zirkadiane Rhythmus koordiniert ein Absinken der Körpertemperatur, wenn die typische Schlafenszeit naht und erreicht den Tiefpunkt etwa zwei Stunden nach Einsetzen des Schlafs. Obwohl jeder Mensch diesen 24-Stunden-Rhythmus aufweist, sind die jeweiligen Hoch- und Tiefpunkte von Person zu Person äußerst unterschiedlich. Variationen im zirkadianen Rhythmus führen zu den unterschiedlichen Schlaftypen oder Chronotypen. So werden manche Menschen früh am Tag besonders munter und werden dafür schon am frühen Abend schläfrig (siehe Kapitel Schlaftypen, ▶ Seite 20).

Damit der „Nucleus suprachiasmaticus" dem Körper Tag und Nacht richtig anzeigen kann, wird ein chemischer Botenstoff, das Hormon Melatonin, freigesetzt. Es wird im Volksmund auch „Hormon der Dunkelheit" genannt. Wie viel Melatonin im Körper freigesetzt wird, hängt davon ab, wie viel Tageslicht auf die Netzhaut fällt. Ist es hell, wird wenig Melatonin gebildet, ist es dunkel, wird viel davon ausgeschüttet. Tagsüber ist der Melatoninspiegel etwa drei- bis zwölfmal niedriger als nachts. Melatonin löst den Schlafdrang aus, es gibt sozusagen das Startsignal „jetzt ist Zeit für Schlaf". Am Schlafvorgang selbst ist es nicht beteiligt.

Neben dem Schlafdrang ist ein zweiter Faktor wesentlich, den wir benötigen, um zu schlafen: der Schlafdruck. Wesentlich beteiligt daran ist Adenosin, ein Signalmolekül im Körper. Es entsteht, wenn Zellen Energie verbrauchen, daher baut sich tagsüber Adenosin im Körper auf. Es bindet sich an bestimmte Nervenzellen und bremst dort die Aktivität der Neuronen. Ist ein bestimmter Schwellenwert erreicht, so macht das müde. Hohe Konzentrationen an Adenosin in den Zellen wirken gleich doppelt: Sie dämpfen die Gehirnregionen, die uns wachhalten, und verstärken gleichzeitig die Regionen, die unseren Schlaf fördern. Schlaf erkennt man daran, dass

- die Augen geschlossen sind,
- wir nicht mit unserer Umwelt kommunizieren,
- der Atem ruhig und gleichmäßig ist,
- wir auf Reize vermindert oder gar nicht reagieren,
- die Muskulatur entspannt ist – daher liegen wir meist im Schlaf,
- und wir erweckbar sind.

Während man einschläft, erlischt die äußere Wahrnehmung, das heißt, man merkt nicht oder nicht mehr genau, was um einen herum geschieht. Das ändert aber nichts daran, dass unsere Ohren und Augen noch völlig intakt sind – die Signale werden aber durch eine Wahrnehmungssperre blockiert. Das heißt, die von den äußeren Sinnesorganen weitergeleiteten Sinneseindrücke sind zwar vorhanden, können aufgenommen, aber nicht mehr bewusst wahrgenommen werden.

Wissenschaftlich lässt sich der Schlaf untersuchen, indem die Körperfunktionen während des Schlafes gemessen werden. Die verschiedenen Verfahren, die dazu eingesetzt werden, heißen in der Medizin „Polysomnografie" (PSG). Sie werden üblicherweise in einem Schlaflabor durchgeführt (mehr dazu auf ► Seite 83). Zur Polysomnographie gehören Messungen, wie man sie aus anderen Bereichen der Medizin kennt, wie z.B. ein Elektrokardiogramm (EKG), eine Messung des Atemflusses, des Sauerstoffgehalts des Blutes oder der Körpertemperatur. Zusätzlich werden mit Hilfe von Elektroden Signale aus drei verschiedenen Regionen aufgezeichnet:

• die Aktivität der Gehirnwellen, sie werden mittels
  EEG (Elektroenzephalogramm) gemessen
• die Aktivität der Augenbewegung, gemessen über
  das EOG (Elektrookulogramm) und
• die Muskelaktivität über das EMG (Elektromyogramm)

Mit dieser Sammlung von Messdaten hat der US-amerikanische Schlafforscher Eugene Aserinsky in seiner Doktorarbeit erstmals den REM-Schlaf beschrieben. Sein Betreuer, Prof. Nathaniel Kleitman, hat bereits im Jahre 1938 gemeinsam mit einem Kollegen 32 Tage in einer Höhle verbracht, um herauszufinden, ob der 24-Stunden-Schlaf-Wach-Rhythmus auf 28 Stunden ausgedehnt werden könnte. Nach 32 Tagen wurde das so genannte „Mammoth Cave"-Experiment – benannt nach der Höhle, in die sich die beiden zurückgezogen haben – abgeschlossen. Ein eindeutiges Ergebnis konnten die beiden Forscher leider nicht mitbringen.

Aserinsky und Kleitman haben mit der Entdeckung des REM-Schlafes festgestellt, dass es zwei unterschiedliche Schlafphasen gibt. Diese Schlafabschnitte haben sie nach den charakteristischen Augenauffälligkeiten benannt:

- REM steht für Rapid Eye Movement, den Schlaf
  mit raschen Augenbewegungen
- Non-REM für das Gegenteil – den Schlaf
  mit langsamen Augenbewegungen

Im REM-Schlaf entspricht die Hirnaktivität fast jener Aktivität, die wir auch im Wachzustand haben, daher wird er auch als „paradoxer Schlaf" bezeichnet. In dieser Phase träumen wir, daher heißt sich auch „Traumschlaf". Der Non-REM-Schlaf wurde weiter untersucht und – abhängig von der Tiefe des Schlafs – in vier einzelne Abschnitte 1-4 unterteilt.

Am Beginn des Schlafens zeigt sich ein entspannter Wachzustand. Die Augen bewegen sich noch, die Muskelspannung ist hoch. Jetzt setzt langsam das Einschlafen ein. Dabei wird der rasche Alpha-Rhythmus des wachen Gehirns durch langsamere, kleinere Theta-Wellen abgelöst. Die Augen bewegen sich rollend und pendelförmig, die Muskeln beginnen sich zu entspannen – wir dösen. In dieser Phase zwischen Wachen und Schlafen können bizarre Bilder und Gedanken auftreten. Experten sprechen von so genannten „hypnagogen Halluzinationen". Sie werden als geometrische Muster, Lichtblitze oder Bilder beschrieben, die rasch wechseln und – anders als bei Träumen – meist keine „Geschichten" zum Inhalt haben. Wer kurz vor dem Einschlafen zum Beispiel ein Computerspiel gespielt hat oder länger eine gleichförmige Bewegung erlebt hat – zum Beispiel auf einem Boot oder im Flugzeug – der kann diese Muster in dieser Schlafphase nacherleben. Hypnagoge Halluzinationen werden meistens gesehen oder gehört, seltener werden sie als Berührung, Gerüche oder als Geschmacksempfindungen erlebt. Dazu gesellen sich manchmal Einschlafzuckungen, das sind unwillkürliche und kurze Zuckungen der Muskulatur. Diese treten auch bei gesunden Menschen auf. Sie können allerdings die Einschlafphase auch stören.

Leichter Schlaf

Gehört zu dem gewöhnlichen Schlaf (auch Non-REM-Schlaf). Nachdem wir einige Minuten geschlafen haben, treten auf dem EEG höhere Wellen auf, die von sporadischen raschen Wellen überlagert werden. Das sind die so genannten Schlafspindeln. Die Augen sind ruhig, der Muskeltonus schon verringert und unsere Ohren beginnen, Sinneseindrücke von außen abzuschalten. In dieser Phase des leichten Schlafes verbringen wir etwa die Hälfte der gesamten Schlafzeit.

Tiefschlaf

Dieser gehört ebenfalls zum gewöhnlichen Schlaf (Non-REM-Schlaf). Nun werden die EEG-Wellen immer höher und langsamer – der Tiefschlaf setzt ein. Die Augen bewegen sich kaum mehr, der Muskeltonus ist niedrig, der Blutdruck fällt ab, Atmung und Herzschlag werden langsamer. In diesem Stadium ist man schwer zu wecken. Der Körper hat auf „Erholung" umgestellt. Ein Erwachsener verbringt etwa 20 Prozent der Nacht in diesem Tiefschlafstadium.

Traumschlaf

Dieser wird auch REM-Schlaf genannt. Etwa 80 bis 100 Minuten nach dem Einschlafen endet der Tiefschlaf. In dieser Phase ändern wir meist die Schlafposition und ein neues Schlafstadium beginnt: der REM-Schlaf – jetzt träumen wir. Der Körper reagiert mit raschen Augenbewegungen, einer hohen Aktivität der Gehirnströme sowie einem schnelleren Herzschlag, ansteigendem Blutdruck und unregelmäßiger Atmung. In dieser Phase kommt es zu einer extremen Erschlaffung der Skelettmuskulatur – das ist auch gut so, denn sonst würde die schlafende Person alles, was nun geträumt wird, auch tatsächlich ausführen.

Der Schlaf ist also eine genau abgestimmte Abfolge von einzelnen Phasen, in denen außergewöhnlich komplexe stoffwechselaktive Prozesse im Körper ablaufen. Es ist daher naheliegend, dass es zu negativen Auswirkungen auf die Gesundheit kommen kann, wenn eine oder mehrere dieser Phasen fehlen.
Neben der Speicherung und dem richtigen Ablegen von Information, die wir tagsüber aufgenommen haben, spielt der Schlaf eine wichtige Rolle für das Erinnerungsvermögen. Wer vor dem Lernen schläft, kann im Gehirn gut Platz für Neues machen. Wer nach dem Lernen schläft, sorgt für das richtige Abspeichern des Gelernten. So haben Studien etwa gezeigt: Je mehr tiefe Non-REM-Schlafphasen ein Mensch nach dem Lernen erlebt hatte, an desto mehr konnte sich die Person am nächsten Tag noch erinnern.
Dieser Umstand hat in der Medizin auch noch eine weitere wichtige Bedeutung. Bei Patienten, die einen Schlaganfall erlitten haben, wurde beobachtet, dass der Schlaf besonders wichtig für die Erholung der Nervenzellen war. Bei guter Schlafqualität konnten Behinderungen rascher verbessert werden und Bewegungen erneut erlernt werden.
Die Volksweisheit „Übung macht den Meister" ist besonders dann bestätigt, wenn sie mit genügend Schlaf verbunden ist.

Auch hier belegen Studien, dass motorischen Fähigkeiten bei Sportlern deutlich verbessert werden, wenn sie gut schlafen. Das Internationale Olympische Komitee hat daher im Jahr 2015 erklärt, wie wichtig Schlaf für die sportliche Entwicklung in allen Sportarten bei Männern und Frauen ist.

Schlaf dient außerdem zur körperlichen Erholung. Die Organe und das Immunsystem können sich regenerieren. Der Spruch „Schlaf dich gesund" kommt nicht von ungefähr. Während wir schlafen, nimmt der Energieverbrauch des Körpers deutlich ab. Während des Schlafes wird das Gehirn von Nebenprodukten gereinigt, wir erholen uns besser von Krankheitsprozessen, wenn wir ausreichend schlafen können, Muskeln regenerieren besser, unsere Fähigkeit aufmerksam zu sein, uns zu konzentrieren und richtig und rasch zu reagieren, ist nach dem Schlafen deutlich besser.

Auf einen Blick

- Der natürliche Nachtschlaf dauert rund 8 Stunden und verläuft in Perioden
- Die größte Schlaftiefe wird 1½ bis 2 Stunden nach dem Einschlafen erreicht. Gegen Morgen hin nimmt die Schlaftiefe ab.
- Jede Schlafperiode besteht aus dem
- gewöhnlichen Schlaf (Non-REM-Schlaf, konventioneller, synchronisierter, traumloser, orthodoxer) und dem
- Traumschlaf (REM-Schlaf, desynchronisierter, paradoxer Schlaf).
- Der gewöhnliche Schlaf (Non-REM-Schlaf) dauert rund 400 Minuten und macht etwa 80 % des Gesamtschlafs aus.
- Der Traumschlaf (REM-Schlaf) dauert rund 100 Minuten und macht etwa 20 % des Gesamtschlafs aus.
- Ein Schlafzyklus umfasst 90 bis 120 Minuten und wiederholt sich in der Nacht mehrmals.
- In der ersten Hälfte der Nacht macht tiefer Non-REM-Schlaf den größten Anteil der Zyklen aus. In der zweiten Hälfte der Nacht nimmt der REM-Schlaf die meiste Zeit ein.

Schlaf und Chronobiologie

Die Chronobiologie ist eine noch vergleichsweise junge Wissenschaftsdisziplin, die erst im Laufe der letzten 30 Jahre an Bedeutung gewonnen hat. Sie beschäftigt sich mit den zeitlichen Rhythmen biologischer Prozesse, bei Pflanzen, Tieren oder Menschen. Diese Rhythmen können im Jahr, im Monat oder in der Woche auftreten, sie können über 24 Stunden, länger oder auch kürzer dauern. Die Chronobiologie in der Schlafmedizin versucht vor allem zu erklären, wie sich der Mensch dem Tag-Nacht-Rhythmus anpasst oder zu welchen Auswirkungen es durch Verschiebungen der Schlaf-Wach-Rhythmik kommt. Die Erkenntnisse sind wesentlich, damit Schlafstörungen festgestellt werden können und die passende Therapie eingeleitet wird.

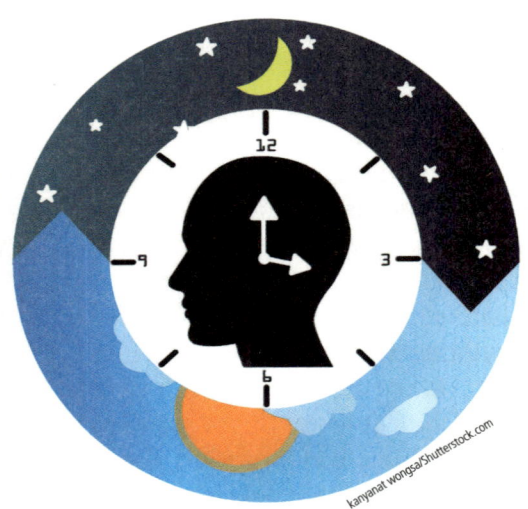

kanyanat wongsa/Shutterstock.com

Der Beginn der Chronobiologie geht auf das 18. Jahrhundert zurück. Zu dieser Zeit hat der Astronom Jean Jacques d'Ortous de Mairan die täglichen Blattbewegungen der Mimose beobachtet. Die Mimose ist eine Pflanze, die ihre Blätter nach der Sonne ausrichtet, ihre Blätter aber auch in der Nacht bewegt und dabei einem inneren Rhythmus zu folgen scheint. Wissenschaftler wie der Physiker Georg Christoph Lichtenberg, der Mediziner Christoph Wilhelm Hufeland oder der Naturforscher Carl von Linné

Basiszyklen der Chronobiologie

In der Chronobiologie werden drei wichtige Basiszyklen unterschieden:

- Ultradiane Rhythmen sind kürzer als 24 Stunden. Beispiele sind die Blutzirkulation, Hunger und Sättigungsgefühl oder die Leistungskurve.
- Zirkadiane Rhythmen orientieren sich an Tag und Nacht und dauern daher ungefähr 24 Stunden. Dazu gehört zum Beispiel der Schlaf-Wach-Zyklus.
- Infradiane Rhythmen dauern länger als 24 Stunden an. Sie wiederholen sich alle paar Tage, oder in Wochen, Monaten oder nur einmal pro Jahr. Beispiele sind die Jahreszeiten, die Mondphasen oder der Menstruationszyklus der Frau.

oder der Evolutionsforscher Charles Darwin haben auch immer wieder über die Beobachtung von rhythmischen Phänomenen in der Natur berichtet. Im 20. Jahrhundert wurde der Chronobiologie systematisch-wissenschaftlich auf den Grund gegangen. Auch wenn der Tag-Nacht-Rhythmus einer der wichtigsten und offensichtlichsten Zeitgeber der Natur ist, so gibt es noch viele weitere, die unsere Organe im Körper steuern. Das Wissen um diese Abläufe trägt nicht nur zur Klärung von Prozessen, die in unserem Körper stattfinden, bei, sondern kann genutzt werden, um den Körper aktiv zu unterstützen, zum Beispiel wenn Krankheiten auftreten. Kurz gesagt: Wer seine innere Uhr kennt, kann das Richtige zum richtigen Zeitpunkt machen. So weiß man etwa aus der Chronopharmakologie, welche Arzneimittel zu welcher Zeit am stärksten wirken. Krebszellen teilen sich nach ganz bestimmten Rhythmen und auch die krebsabwehrenden Funktionen des Körpers sind häufig von der Tageszeit abhängig. Es gibt Hinweise, dass eine gezielte Therapie zu bestimmten Zeitpunkten besser wirken könnte. Viele Menschen sind morgens und abends besonders schmerzempfindlich, ein Zahnarzttermin würde sich daher am besten am Nachmittag anbieten, bestimmte Arten von Schmerzen wie Migräne und Arthritis folgen ebenfalls einem regelmäßigen Rhythmus.

Expertengespräch mit ...

... Dr. **Alfred Lohninger**, CEO, wissenschaftlicher und ärztlicher Leiter von Autonom Health Gesundheitsbildungs GmbH, https://www.autonomhealth.com

Worum geht es bei der Chronobiologie?

Die Chronobiologie befasst sich mit Regelmäßigkeiten und rhythmisch wiederkehrenden Mustern, nach denen Lebewesen funktionieren. Wir untersuchen dabei drei zentrale Fragen: ob diese biologischen Rhythmen vorhanden sind, wie sie zustande kommen und welchen Einflüssen sie unterliegen.
Dazu gibt es drei wesentliche Gesetzmäßigkeiten, die all diesen Rhythmen zugrunde liegen:

- Ähnliches passiert in ähnlichen Abständen, das heißt, dass es einen wiederkehrenden Rhythmus gibt, aber Abweichungen davon möglich sind.
- Anpassungen erfolgen dynamisch, das heißt, es braucht immer einen kleinen Anlauf, um Bewegung in Gang zu bringen.
- Polaritäten werden ausgeglichen – der innere Rhythmus versucht immer, ein Gleichgewicht von Gegensätzen herzustellen, also zum Beispiel Spannung und Entspannung, Wandel und Beständigkeit oder aber in der Natur Überschwemmungen und Waldbrände.

Was bedeuten diese drei Punkte für den menschlichen Schlaf?

Ob wir schlafen oder wach sind, folgt dem zirkadianen Rhythmus, der sich über 24 Stunden zieht. Auf den Schlaf umgelegt, bedeuten die drei Grundlagen der Chronobiologie:

- Ähnliches in ähnlichen Abständen: Die meisten Menschen haben ein Schlaffenster, in dem sie schlafen gehen. Das ist nicht immer 100 Prozent gleich, aber sehr ähnlich. Gleiches gilt für das Aufwachen. Wir wachen immer ungefähr zur selben Zeit auf.
- Die Anpassung erfolgt dynamisch: Man fällt nicht um und schläft, sondern gleitet langsam über Phasen in einen Tiefschlaf und ebenso langsam wieder in einen leichten Schlaf. Und auch das Aufwachen passiert in der Regel langsam und dynamisch.
- Ausgleich von Polaritäten heißt, dass man irgendwann so müde ist, dass man schlafen muss. Aber auch irgendwann so ausgeschlafen, dass man wach wird.

Woher weiß der Mensch, dass er diesem Schlaf-Wach-Rhythmus folgen soll?

Das ist im Bauplan des Menschen vorprogrammiert. Egal, ob der Herzschlag, die Atmung, das Blinzeln der Augen, die Produktion von Hormonen – diese Rhythmen werden nicht bewusst gesteuert und laufen automatisch in unserem Körper ab. Vergleichbar ist der Vorgang mit einem Jazzorchester – viele Musiker spielen zusammen und es groovt einfach! Es braucht aber einen Dirigenten, das ist beim Schlafen unter anderem das Tageslicht. Der Rhythmus richtet sich nicht nach einem Metronom, sondern organisiert sich am Bedarf, dadurch klingt alles zusammen stimmig.

Wie kommt es dazu, dass wir manchmal schlechter schlafen?

Der Mensch ist dazu gebaut, acht Stunden körperlich zu arbeiten, etwa auf dem Feld oder im Wald. Wenn wir jetzt acht Stunden vor dem Computer sitzen, baut sich immer mehr Anspannung auf, die aber nicht durch körperliche Aktivität abgebaut werden kann. Man bleibt dann oft auch noch im Schlaf enorm angespannt und ist im Stressmodus auf „Kampfbereitschaft" oder „Flucht" programmiert. Das lässt sich auch nicht bewusst abschalten. Unser Körper hat das Gefühl, tagsüber den „Feind" nicht abgewehrt zu haben und dieses Gefühl nehmen wir dann in den Schlaf mit. Auf den Punkt gebracht heißt das: Mit einem Säbelzahntiger als Feind im Bett kann man nicht gut schlafen!

Andere Einflüsse sind zum Beispiel, wenn wir in einer Form der Starre verharren. Das kann sein durch ein langes, üppiges Abendessen, mehre Stunden Fernsehen oder Computerspielen. Diese Belastungen muss der Körper ja auch verarbeiten. Schlauerweise macht er das, wenn sonst nichts zu tun ist – im Schlaf. Dann nämlich arbeiten Leber, Niere und Gehirn, falls nötig, auf Hochtouren. Kein Wunder also, wenn man nach reichlich Alkohol, Popcorn oder Online-Konsum sich wie gerädert aus den Federn erhebt.

Was muss passieren, dass man dennoch gut schläft?

Ich kann meinem System vermitteln, dass der „Feind" besiegt ist und wir uns aus dem Fluchtmodus abmelden können. Das geht zum Beispiel durch eine kurze körperliche Aktivität, ein paar Liegestütze oder etwas, das mich in Anspannung versetzt. Die folgende Entspannung, beim Hinlegen, sollte dann bewusst wahrgenommen und mit ein paar tiefen Atemzügen genossen werden.

Mit diesem einfachen „Trick": Anspannen-Entspannen-Atmen gelingt es uns, jederzeit, überall und ohne Aufwand unser gesamtes vegetatives Nervensystem in Balance zu bringen. Der Sympathikus, unser Leistungsnerv, der viel zu oft auf Hochtouren läuft, nämlich immer, wenn wir unsere Aktivität steigern wollen, zum Beispiel in Stress- und Notfallsituationen, darf endlich auch mal entspannen. Herz- und Atemfrequenz dürfen ruhiger werden, der Blutdruck sinkt, die Skelettmuskulatur entspannt sich. Ist der Sympathikus dann mal entspannt, hat auch der Parasympathikus die Chance, aktiv zu werden. Das passiert auf einfachste Weise, indem man (endlich) tief ausatmet. Das Schöne bei dem Ganzen, man kann auch das trainieren. Und zwar ganz einfach durch bewusste Atmung in den Bauch. Wir heben dabei nicht den Brustkorb, sondern die Bauchdecke und geben der Lunge mehr Raum. Dadurch können wir sehr tief ein- und folglich auch ausatmen.

Das Gute daran ist, dass unser Körper darauf programmiert ist zu lernen. Auch dieser Wechsel zwischen Spannung und Entspannung plus Atmen kann immer wieder geübt werden und lässt sich dann leichter abrufen. So kann man tagsüber ein paar Mal daran denken, tiefe Atemzüge zu nehmen und für eine Minute kurz in die Entspannung zu gehen. Das entlastet kurzfristig das System und kann auch abends zum Schlafen immer rascher abgerufen werden, je öfter wir es üben. Und – sozusagen „Bonus plus" – wir wissen auch, dass die kleinen Rhythmen die großen modulieren. Messungen beweisen, dass bewusstes Entspannen und Atmen am Tag die Schlafqualität verbessern.

Können Apps dabei helfen?

Alles, was auf dem Weg zu einer gesunden Lebensweise unterstützt, ist hilfreich. Mit der Atmung kann man sehr viel beeinflussen und atmen müssen wir ohnehin. Also wäre es sinnvoll, diesen Vorgang zu nutzen und für unser Wohlbefinden aktiv einzusetzen. Es gibt viele Gründe, warum Menschen nicht so gut atmen können: Schmerzen, Angst, Depressionen, Erkrankungen. Aktuell sehen wir, dass viele Menschen ängstlicher sind als vor der Pandemie. Wir brauchen dringend wieder mehr Vertrauen, vor allem in uns selbst. Mehrmals täglich tiefe Atemzüge können sehr gut dabei helfen. Wichtig ist, auch Zeiten einzuplanen, in denen Ruhe herrscht. Das heißt, dass wir nicht reden, nicht zuhören, sondern nur bei uns und unserer Atmung sind.

Sie beschäftigen sich mit der Herzratenvariabilität, welchen Zusammenhang gibt es hier zum Schlaf?

Die Herzratenvariabilität ist die Variation in den zeitlichen Abständen zwischen zwei Herzschlägen, gemessen in Millisekunden. Sie sagt aus, wie leistungsfähig ein Organismus ist und wie groß seine Fähigkeit zur Erholung ist. Das Herz schlägt nie gleichmäßig. Je stärker diese Abstände um einen individuellen Grundwert schwanken, desto besser kann sich das Herz des Betroffenen an Belastungen anpassen und auch wieder erholen. Wenn jemand aufgrund von Beschwerden zu uns kommt, liegt meist eine Unordnung in diesen Rhythmen vor und wir versuchen das Zusammenspiel und die Synchronisation wiederherzustellen. Im Schlaf hat im Idealfall einmal Ein- und Ausatmen die Länge von vier Herzschlägen. Das Verhältnis 4:1 oder ein ganzzahliges Vielfaches finden wir etwa auch in der Natur bei den vier Himmelsrichtungen oder bei den vier Jahreszeiten. Wenn die Atmung und der Herzschlag dem 4:1-Verhältnis folgen, dann hat der Blutdruck zum Herzschlag auch das Verhältnis 4:1, der Blutdruck zur Durchblutung ebenfalls und auch Stoffwechsel, Hirnwellen, Hormonsekretion und vermutlich so gut wie alle Prozesse sind quasi in einem Obertonspektrum aufeinander abgestimmt und schaffen so immer wieder aufs Neue geordnete Verhältnisse im Körper, die wir benötigen, damit alle Reparaturprozesse erfolgreich stattfinden können. Kurz gesagt heißt das: Wir können mit unserer Atmung den Herzschlag synchronisieren und damit einen Gleichklang erzeugen, der für die Gesundheit enorm wichtig ist.

Haben Schlafprobleme zugenommen?

Wir haben schon vor der Pandemie bemerkt, dass gerade junge Menschen häufig mit Schlafproblemen zu uns kommen. Oft gilt es, das Thema „schlechter Schlaf" differenziert zu betrachten. Wer das Gefühl hat, schlecht zu schlafen, tagsüber aber topfit ist, der hat kein wirkliches Problem mit dem Schlafen. Da liegen die Ursachen woanders. Wer sich zum Beispiel tagsüber nie in eine aktive Phase bringt, der braucht sich auch nicht zu wundern, wenn er nachts nicht entspannen kann. Das dynamische Pendel von Aktion und Reaktion muss im Gleichgewicht sein, dann klappt es auch mit dem Schlafen, außer es liegt wirklich eine medizinisch begründete Schlafstörung vor. Das ist aber sehr selten der Fall.

Die meisten wissen gar nicht, was sie für ein Tempo
haben könnten, wenn sie sich nur einmal den Schlaf
aus den Augen rieben.

Christian Morgenstern
Deutscher Dichter, Schriftsteller

Einfach
schlecht geschlafen?

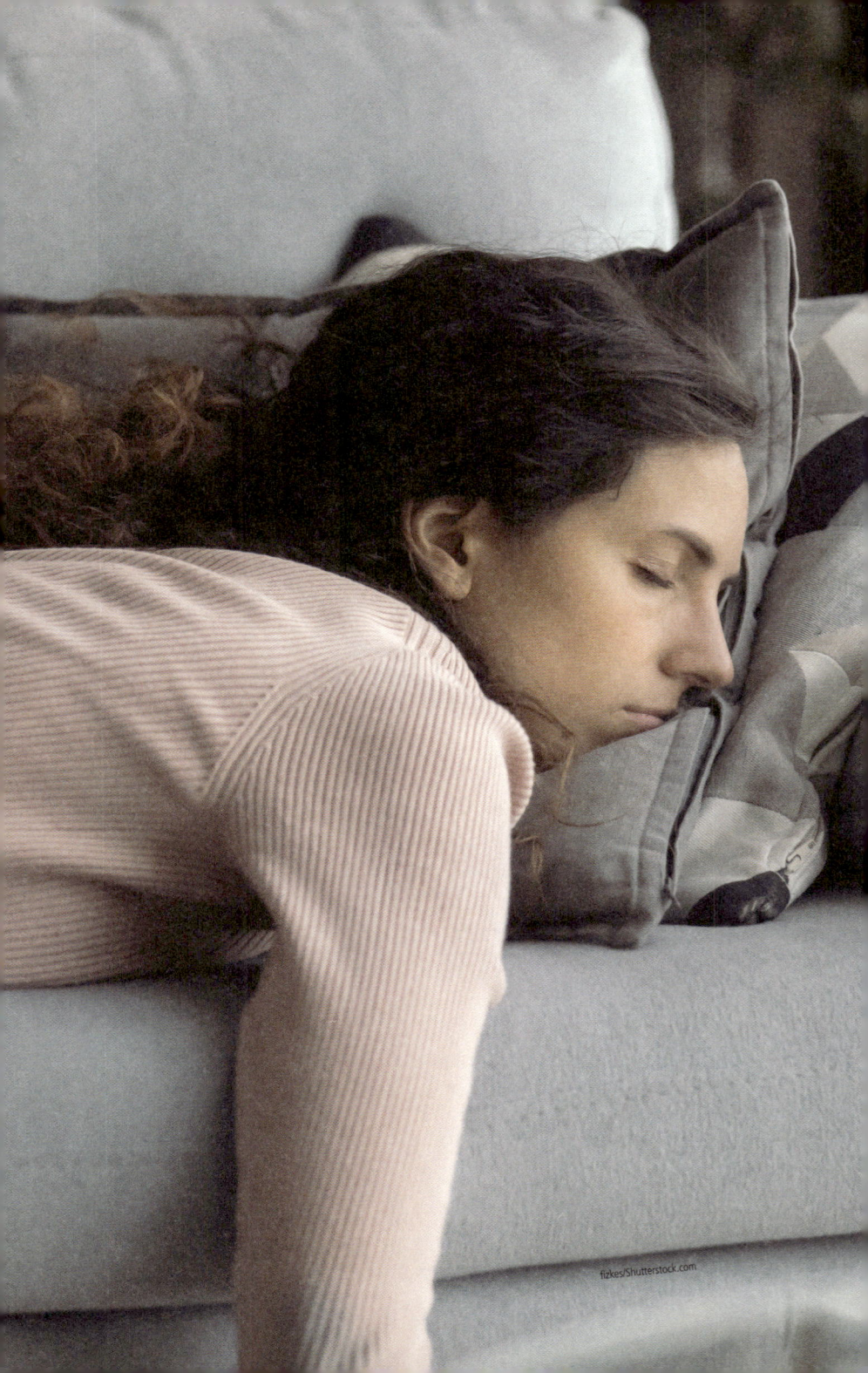

Jedes Jahr im März steht der Weltschlaftag auf dem Kalender. Er wurde im Jahr 2008 vom Weltverband für Schlafmedizin (WASM) ins Leben gerufen. Ziel des Tages ist es, auf die Vorteile des guten Schlafs für unsere Gesundheit aufmerksam zu machen. Gleichzeitig betont der Weltverband, dass die Auswirkungen von schlechtem Schlaf zunehmend in der Gesellschaft spürbar werden. Die Behandlung und Vorbeugung von Schlafstörungen sind ein gesamtgesellschaftliches Thema. Aktuelle Umfragen zeigen, dass bereits mehr als 80 Prozent der Berufstätigen in Europa unter schlechtem Schlaf leiden. Die Pandemie hat diesen Trend weiter verschärft, denn Angst, Unsicherheit oder Krankheit sind keine guten Voraussetzungen für einen gesunden Schlaf.

Wie wir bereits wissen, führt schlechter Schlaf über einen längeren Zeitraum automatisch zu einem schlechteren Wohlbefinden. Manchmal gibt es eine Ursache, sehr oft ist es aber eine Mischung aus verschiedenen Gründen, die zu einem schlechteren Schlaf führt. Ändert man an einem Faktor etwas, so kann es im besten Fall, sein, dass sich der Schlaf sofort bessert, oft sind aber weitere Schritte notwendig. Manches davon kann einfach in den Alltag integriert werden, anderes bedarf einiger Vorbereitung und in manchen Fällen ist der Besuch bei einer Ärztin oder einem Arzt sowie eines Schlaflabors unumgänglich. Im folgenden Kapitel wollen wir aufzeigen, ab wann „schlecht geschlafen" einfach nur vorübergehend ist und genauso rasch wieder verschwinden kann, oder ob das Gespräch mit einem Arzt oder einer Ärztin gesucht werden soll. Schlaf passiert in einem sehr intimen Umfeld, daher sprechen wir oft nicht gerne darüber. Sind psychische Belastungen der Grund – auch wenn sie nur vorübergehend sind, kann das ganz schnell dazu führen, dass wir uns schämen oder meinen, alleine mit der Problematik fertig werden zu müssen, aber Schlafstörungen sind kein Tabuthema!

Schlafstörungen erkennen

Eine Schlüsselrolle für guten Schlaf spielt der individuelle Lebensstil und damit verknüpft unsere Schlafgewohnheiten. Die Schlafzeiten von Erwachsenen verschieben sich immer mehr in Richtung Mitternacht. Das führt dazu, dass wir schwer einschlafen können und auch zu wenig schlafen, denn frühmorgens läutet bereits der Wecker. Die innere Uhr wird dabei oft überhört, sodass wir im Schlaf nicht die erforderliche körperliche und psychische Regeneration erhalten.

Manches davon lässt sich einfach ändern, anders wiederum – etwa Arbeitszeiten und damit das Aufstehen nach der Ansage des Weckers – kann nicht so einfach verändert werden. Darüber hinaus spielen weitere Faktoren eine Rolle: Sind wir körperlich aktiv? Können wir nach einem angespannten Tag auch gut entspannen? Essen wir meist abends und dann sehr üppig? Haben wir Sorgen oder Ängste, die uns belasten?

Zusätzliche Faktoren, die sich auf den Schlaf auswirken, sind unser Schlafplatz und das Schlafumfeld. Wer ständig sein Telefon und den Laptop mit ins Bett nimmt, wird feststellen, dass das Einschlafen zunehmend schwieriger wird. Der Grund ist einfach: Unser vegetatives Nervensystem – der Parasympathikus – kann nicht mehr abschalten und die erhoffte Entspannung beim Zubettgehen oder Schlafen tritt nicht ein. Zudem haben die Bildschirme von Smartphones, E-Reader, Tablet oder Laptop einen hohen Blaulichtanteil. Der sorgt dafür, dass das Hormon Melatonin (mehr dazu auf ▶ Seite 28), das wir dringend benötigen, um müde zu werden, nur verzögert ausgeschüttet werden kann. Neuere Studien an Mäusen haben allerdings auch gezeigt, dass gelbes Licht die innere Uhr genauso wie blaues Licht stören kann. Das Handydisplay am Abend auf den Nachtmodus umzustellen, um durch mehr gelbes Licht den Biorhythmus vermeintlich nicht zu stören, kann daher genauso kontraproduktiv sein.

Subjektiv empfinden wir „gut geschlafen" dann, wenn wir rasch einschlafen, selten wach werden und uns am Morgen ausgeruht fühlen. Dabei kann es schon einmal vorkommen, dass wir uns nicht jeden Tag gleich gut oder gleich schlecht fühlen. Manche Menschen schlafen auch natürlicherweise einfach kürzer oder wachen in der Nacht auf, ohne dass sie davon beeinträchtigt werden. Daher erkennt man wirklich schlechten Schlaf häufig erst, nachdem er sich schon über einige Zeit eingeschlichen hat. Die Anzeichen reichen von schlechter Laune und Reizbarkeit über die Tatsache, dass wir weniger konzentriert sind und uns schwer aufraffen können unseren Alltag in gewohnter Weise zu bewältigen. Wer sich zudem tagsüber häufig müde fühlt, sollte der Sache auf den Grund gehen!

Störfaktor Stress

Nicht jeder Mensch reagiert auf Belastungen gleich. Die einen suchen die Herausforderung, die anderen fühlen sich bei minimalen Veränderungen im Alltag schon „gestresst". Trennung, Jobwechsel oder andere Lebensveränderungen empfinden die einen als Chance Neues zu wagen, die anderen als Last. Fast jeder hat die ersten Anzeichen von Überlastung und Stress schon bei sich oder anderen beobachtet: Es fällt schwer, sich zu konzentrieren, der Antrieb für Arbeit oder Hobbys wird schwächer, wir gehen Menschen aus dem Weg, die wir für gewöhnlich gerne sehen, und sind leichter reizbar oder schlechter gelaunt als üblich. Ignorieren wir diese Symptome, können oft rasch zu körperlichen Beschwerden wie Kopf-, Rücken- oder Magenschmerzen sowie dem häufigen Auftreten von Infekten führen. Bei Überlastung reagiert unser Körper, indem er seine „schwächsten Stellen" zu schützen versucht.

Die Nutzung digitaler Technologien ist so ausgeprägt wie nie zuvor. Die Ergebnisse einer neuen D-A-CH-Studie, bei der 3.333 Teilnehmer in Österreich, Deutschland und der Schweiz mittels Fragebogen befragt wurden, sind daher kaum überraschend: Digitaler Stress nimmt in unseren Arbeits- und Lebenswelten eine immer zentralere Rolle ein. Er lässt sich nicht nur auf einen Faktor zurückführen, sondern wirkt über verschiedene Mechanismen auf uns. Zu den wichtigsten Facetten von digitalem Stress gehören eine gestörte Work-Life-Balance durch ständige Erreichbarkeit, sozialer Druck in der Kommunikation und die mangelnde Nützlichkeit und mangelnde Zuverlässigkeit von digitalen Technologien. Die Studie zeigt zudem, dass digitaler Stress verschiedene negative Konsequenzen mit sich bringt, wie emotionale Erschöpfung, weniger Zufriedenheit mit dem Job, reduzierte Benutzerzufriedenheit, geschwächte mentale Gesundheit und depressive Symptome.

Probleme aufgrund eines überfordernden Alltags sind gerade in Zeiten der Pandemie und hoher Unsicherheit aktueller denn je. Seit Beginn der Covid-19-Pandemie hat sich das Department für Psychotherapie und Biopsychosoziale Gesundheit an der Donauuniversität Krems die Aufgabe gemacht, die Psyche der österreichischen Bevölkerung zu untersuchen. Bereits sehr früh im Pandemiegeschehen und während der ersten Lockdowns im April, Juni und September 2020 zeigte sich, dass depressiver Symptome, Ängste oder Schlafprobleme zunahmen. Eine weitere Studie wurde vom österreichischen Bundesverband für Psychotherapie (ÖBVP) gefördert und untersuchte die psychische Gesundheit einer repräsentativen Stichprobe von 1.500 Menschen. Hier bemerkte man eine erneute Verschlechterung der psychischen Gesundheit um den Jahreswechsel ins Jahr 2021: Es zeigte sich, dass rund ein Viertel der Bevölkerung an depressiven Symptomen und an Angststörungen litten und fast jeder Fünfte unter Schlafstörungen. Besonders junge Menschen waren von den psychischen Belastungen durch die Pandemie betroffen. Bei den 18- bis 24-Jährigen stiegen sie von 30 auf

50 Prozent schlagartig an. Massiv betroffen waren auch Frauen, Arbeitslose und Alleinstehende. Menschen, die in einer Beziehung leben, ein gutes soziales Umfeld haben und regelmäßig Sport betreiben, waren weniger belastet.

Daher gilt es gerade jetzt, Strategien gegen die Belastungen zu finden, damit Stress gar nicht erst aufkommen kann. Die leichteste Übung, mit der Sie sofort beginnen können: Verbannen Sie das Wort „Stress" aus ihrem Sprachgebrauch. Versuchen Sie festzustellen, wann und in welchem Zusammenhang Ihnen das Wort immer wieder „auf der Zunge liegt" und schreiben Sie diese Situationen auf eine Liste. Damit lernen Sie ihre persönlichen Stressauslöser besser kennen und stellen vielleicht fest, dass es sich oft gar nicht immer um „Stress" handelt.

Störfaktor Lärm

Manche Lärmquellen, die einem nachts den Schlaft rauben, wie etwa Baustellen oder die Party der Nachbarn, sind nur vorübergehend. Andere, wie etwa Lärm aufgrund von Flugverkehr oder Autos und Zügen, aber auch ein schnarchender Partner, sind mit dem Schlafplatz direkt verbunden. Ihnen kann man sich nur durch einen Ortswechsel entziehen. Vorübergehend Abhilfe schaffen speziell verglaste Fenster, Außenjalousien, dicke Vorhänge oder Teppiche. Auch ein Gehörschutz kann Ohren vor Nachtlärm schützen.

Lärm ist jedenfalls ein Stressfaktor und erwiesenermaßen belastend für die Gesundheit. Eine Untersuchung des deutschen Umweltbundesamts hat ergeben, dass Anrainer des „Flughafens Köln Bonn Airport" häufiger unter Herz-Kreislauf-Erkrankungen litten und vor allem Frauen häufiger als andere Bewohner des Bundeslandes von Depressionen betroffen waren. Vor allem die

Zunahme der depressiven Symptome konnte auf den nächtlichen Fluglärm zurückgeführt werden.

Im Gegensatz zu den Augen ruhen sich die Ohren auch nachts nicht aus – diese Funktion war bei unseren Vorfahren oft überlebenswichtig. Ohren sind im Dauerbetrieb und geben laufend Signale aus der Umgebung an das Gehirn weiter. Dort wird entschieden, was wir davon wahrnehmen. Daher beeinträchtigt Lärm die Schlafqualität ganz besonders. Geräusche, die über 40 Dezibel liegen, führen dazu, dass wir häufiger aufwachen und weniger tief schlafen [Dezibel (dB) ist die Maßeinheit für Lautstärke]. Menschen empfinden Geräusche zwischen einem Schallpegel von 40 bis rund 65 Dezibel als angenehm. Regen oder leise Gespräche liegen hier darunter. Ein Staubsauger oder Wasserkocher kann es aber schon auf 70 Dezibel bringen, sodass wir davon wach werden oder uns gestört fühlen. Die WHO empfiehlt, dass der Umgebungslärm dauerhaft unter 70 Dezibel liegen sollte und über acht Stunden unter 75 Dezibel. Lärm ab etwa 85 Dezibel löst im Körper eine Alarmreaktion aus. Das führt dazu, dass das Herz schneller schlägt und der Blutdruck steigt.

Worauf bei Gehörschutz zu achten ist

Ohrstöpsel haben eine effektive Dämmwirkung, indem störende Geräusche aus der Umgebung unterdrückt werden. Dennoch ist es wichtig, Warntöne wie etwa Brandmeldeanlagen, das Klingeln des Weckers oder Rufe der Kinder zu hören. Manche Menschen empfinden es auch als unangenehm, etwas im Ohr zu haben oder reagieren mit Rötungen und Reizungen, vermehrtem Hitzeempfinden oder Kopfschmerzen.

Achten Sie beim Tragen von nächtlichem Gehörschutz daher auf eine gute und angenehme Passform, das sichere Handling und hautverträgliches Material. Ideal ist die individuelle Anpassung von Gehörschutz durch Hörakustiker. Sie können die Ohren vermessen und so die passende Größe und Form der Ohrstöpsel anfertigen lassen.

Reinigen Sie den Gehörschutz regelmäßig, so kann er auch mehrmals verwendet werden.

Wer dauerhaft einem Geräusch von über 85 Dezibel ausgesetzt ist, überfordert die feinen Härchen im Inneren des Ohres. Die Folge ist ein Hörverlust.

Auf der Fünften Ministerkonferenz Umwelt und Gesundheit in Parma im Jahr 2010 ersuchten die Mitgliedstaaten der Europäischen Region die Weltgesundheitsorganisation (WHO) um eine Richtlinie, damit besser eingeschätzt werden kann, ab wann Lärm gesundheitsschädlich wirkt. Dabei sollten nicht nur verkehrsbedingte Lärmquellen wie Straße, Schiene oder Flugverkehr berücksichtigt werden, sondern auch Lärm, der durch Spielzeuge, persönliche Gegenstände oder Windenergieanlagen entsteht. Als Grenzwerte für einen erholsamen Nachtschlaf empfiehlt die WHO einen Zielwert von 45 Dezibel am Ohr der Schlafenden.

Im Jahr 2010 veröffentliche das deutsche Umweltbundesamt Daten, die belegen, dass Menschen, die nachts vor ihrem Schlafzimmerfenster einen mittleren Schallpegel von 55 dB(A) oder mehr hatten, ein fast doppelt so hohes Risiko hatten, wegen Bluthochdrucks in ärztlicher Behandlung zu sein, als diejenigen, bei denen der Pegel unter 50 dB(A) lag. In einer lauten Wohnung (mit einem Tages-Mittelungspegel von über 65 dB(A) außerhalb der Wohnung), hatten ein fast 30 Prozent höheres Risiko, einen Herzinfarkt zu erleiden als Männer aus ruhigeren Gebieten. Experten vermuten, dass Lärmbelästigungen heute nach Rauchen und Alkoholkonsum an dritter Stelle der vermeidbaren Kosten für das Gesundheitssystem stehen. Auch zu viel Lärm am Tag, etwa am Arbeitsplatz, kann sich auf die Qualität der Entspannung in der Nacht negativ auswirken.

Der Zusammenhang zwischen nächtlichem Fluglärm und negativen Auswirkungen auf die Gesundheit ist schon längstens belegt. Eine neue an 1.300 Menschen, die in der Nähe von Flughäfen wohnten, durchgeführte Untersuchung zeigte, dass mit steigender Lärmbelastung auch die Konzentration des Hormons Cortisol im Blut anstieg. Steigt die Konzentration des Hormons Cortisol kurzfristig an, so macht uns das leistungsfähiger. Dauert dieser Anstieg jedoch länger an, so kommt es zu Bluthochdruck, Herzerkrankungen oder Gewichtszunahme.

Bestimmte Regeln schützen zudem vor zu viel Lärm während der Nachtruhe. So etwa Hausordnungen in Wohnhausanlagen, in denen das Einhalten der Zimmerlautstärke oder das Verbot lauter Arbeiten zu bestimmten Zeiten geregelt ist, Fahr- und Hupverbote rund um Krankenhäuser oder die Zulassung von Fahrzeugen sind Regeln, die auf die Reduktion des Verkehrslärms ausgerichtet sind, wie etwa die Vorschrift, welche Auspuffanlagen Autos und Motorräder haben dürfen.

Einschlafen mit Musik?

Ob man es beim Einschlafen lieber still hat oder Hintergrundgeräusche bevorzugt, ist individuell unterschiedlich. In einer Untersuchung der amerikanischen „National Sleep Foundation" aus dem Jahr 2021 gaben 74 Prozent der befragten US-Amerikaner an, dass sie es beim Einschlafen lieber ruhig haben.

Für manche Menschen ist aber leise Musik, eine Hör-CD, Radio und Fernsehen oder das konstante Brummen – wie etwa beim Autofahren oder im Flugzeug – angenehm einschläfernd. Auch ruhige Melodien wie etwa Meeresklänge oder monoton besprochene CDs und Podcasts sind gut geeignet, um zur Entspannung beizutragen.

Auch das sogenannte „weiße Rauschen" ist ein Geräusch, das bewusst verwendet wird, um andere Geräusche zu verbergen. Das monotone Rauschen hilft dem Gehirn, hochfrequente, plötzliche oder andere unangenehme Geräusche auszublenden. Daher wird weißes Rauschen oft als Einschlafhilfe verwendet, aber auch, um Migräne oder Hörgeräusche – der medizinische Fachausdruck ist Tinnitus – zu behandeln. Eine Reihe kostenloser Smartphone-Apps können weißes Rauschen erzeugen und diese beruhigende Atmosphäre zum Einschlafen herstellen.

Erhältlich sind mittlerweile sogenannte „Bett-Kopfhörer", das sind Stirnbänder, die Kopfhörer so integriert haben, dass sie beim Liegen nicht stören. Alternativ werden Musikkopfkissen angeboten, die einen Lautsprecher integriert haben. Allen ist eines gemeinsam: Sie sollten auf Zeitschaltuhr laufen, denn irgendwann wollen auch die Ohren abschalten.

Störfaktor Licht

Licht hat in den letzten Jahren einen besonderen Stellenwert bei Schlafproblemen erhalten. Während meist im Schlafzimmer und beim Schlafen Dunkelheit herrscht, bringen Geräte wie Smartphone, Laptop, Tablet oder Fernseher wieder Licht ins Dunkel. Wie bereits im Kapitel „Wissenswertes rund um den Schlaf" beschrieben, spielt das Tageslicht – insbesondere der Blauanteil – beim Schlaf-Wach-Rhythmus eine große Rolle. Blaues Licht sorgt dafür, dass die Produktion des Hormons Melatonin (mehr dazu auf ▸ Seite 28) unterdrückt wird und zusätzlich mehr vom Hormon Cortisol, das uns wach und leistungsfähig hält, ausgeschüttet wird. Die Folge: Wir können nicht gut oder erst sehr spät einschlafen.

Hersteller von Computern oder Smartphones benutzen für die Beleuchtung von Displays häufig Licht mit hohem Blauanteil, weil es heller wirkt als ein gelbliches Weiß. Wer abends dennoch auf das Smartphone oder den Laptop nicht verzichten möchte, sollte den Blaulichtanteil reduzieren.

Hersteller haben darauf bereits reagiert: Mit dem Dark Mode können moderne Smartphone-Display von Android oder Apple an eine dunkle Umgebung abgepasst werden, für ältere Modelle gibt es eine Reihe von Apps, mit der Farbprofile definiert werden können. Öffnen Sie dazu unter Einstellungen des Smartphones den Eintrag „Anzeige" oder „Display". Dort finden Sie den Eintrag „Nachtmodus" oder „Dunkles Design". Sie können ihn dort aktivieren und dann wieder händisch deaktivieren oder ein Zeitfenster eingeben. Studien haben allerdings auch gezeigt, dass es auch durch gefiltertes oder gelbes Licht zu einer Veränderung des Melatoninspiegels im Blut kommen kann. Experten raten daher dazu, etwa zwei Stunden vor dem Schlafen keine beleuchteten Displays mehr zu nutzen.

Störfaktor Essen & Trinken

Manche Menschen können mit einem Glas Alkohol am Abend besser einschlafen, wieder andere berichten, dass sie weniger tief schlafen und früher aufwachen, wenn sie abends Alkohol trinken. Essen und Trinken dienen heute längst nicht mehr nur zur Energiezufuhr. Essen und Trinken sind ein sozialer und sinnlicher Akt, bei dem wir aber leider auch oft über die Stränge schlagen. Wer schon einmal nach einem üppigen Essen über Unwohlsein geklagt hat, kennt den Zusammenhang genau. Der Darm vollbringt Höchstleistungen, wenn wir Nahrung aufnehmen – er verarbeitet nicht nur Lebensmittel und sorgt dafür, dass lebenswichtige Nährstoffe den Zellen zugeführt werden, er bekämpft auch Keime und Eindringlinge, um uns gesund zu erhalten. Er gilt als Abwehrzentrale und als größtes Immunorgan. Der Darm ist außerdem von mehr als hundert Millionen Nervenzellen umhüllt. Aus diesem Grund wird auch von einem Bauchhirn gesprochen. Redewendungen wie „aus dem Bauch heraus", „das liegt mir im Magen" oder „etwas schlucken müssen" sind Hinweise auf den engen Kontakt zwischen unserer Mitte und dem Gehirn. Je später wir essen, desto eher sind unser Verdauungstrakt und unser Gehirn aktiv und nicht auf Schlafen eingestellt.

Sodbrennen tritt häufig auf, wenn zu viel oder zu hastig gegessen wird und man sich kurz nach dem Essen hinlegt. Was dann zu viel im Magen ist, kann in die Speiseröhre zurückfließen und führt zum Brennen hinter dem Brustbein, dem Sodbrennen – in der medizinischen Fachsprache „Reflux" genannt. Besonders spürbar ist Sodbrennen beim Bücken, im Liegen oder während körperlicher Belastung. Hüsteln, Atemnot, Heiserkeit und ein Engegefühl in der Brust sind Begleiterscheinungen, ebenso wie Mundgeruch, trockener Rachen oder Schluckbeschwerden. Am besten nehmen Sie die letzte Mahlzeit des Tages drei bis vier Stunden vor dem Schlafengehen zu sich. Verzichten Sie abends auf fettige Speisen, Paniertes oder Frittiertes sowie Genussmittel wie Kaffee, Alkohol oder Zigaretten und auf zuckerhältige Speisen. Auch Fertigprodukte sollten Sie meiden, denn sie enthalten im Vergleich zu frisch zubereiteten Lebensmitteln häufig große Mengen an Zucker, Fett und Salz. Sollte es doch zu einem Sodbrennen kommen, hilft es, wenn Sie dann den Oberkörper etwas hochlagern und versuchen auf der linken Seite zu schlafen.

Wer gerade abends regelmäßig Alkohol konsumiert und zudem schwer verdauliche Mahlzeiten zu sich nimmt, tut seiner Gesundheit insgesamt nicht Gutes. Alkohol am Abend mag vielen helfen besser einzuschlafen, aber die Schlafqualität insgesamt ist durch Alkohol schlechter. Auch Kaffee, verschiedene Tees oder andere koffeinhaltige Getränke sowie zu viel Nikotingenuss am Abend verhindern häufig, dass man gut ein- und durchschläft. Die Kombination von Alkohol und Medikamenten sollten Sie in jedem Fall vermeiden.

Störfaktor Hormone

In der Schwangerschaft gehen im Körper einer Frau viele Veränderungen vor. So pumpt etwa das Herz schneller, die Verdauung wird langsamer und das Gewicht nimmt zu. Die Auswirkungen auf die Schlafqualität sind vielfältig: Der zunehmende Druck auf die Blase führt dazu, dass Schwangere nachts häufiger auf die Toilette müssen. Die Schwangerschaftsübelkeit, Beinkrämpfe und Rückenschmerzen lassen schlecht schlafen oder zwingen Schwangere dazu, nachts öfter mal aufzustehen. Das höher stehende Zwerchfell kann unter anderen Umständen zu Sodbrennen führen und damit ebenfalls den Schlaf beeinträchtigen. Auch ein „Restless-Legs-Syndrom", eine Art von Bewegungsstörung der

Durch Schwitzen leitet der Körper überschüssige Wärme von innen nach außen und sorgt für eine ideale Köpertemperatur. Dieser Vorgang ist ganz natürlich. Häufig lässt sich übermäßiges Schwitzen auf einfache Gründe zurückführen: Das Schlafzimmer ist zu überheizt oder im Sommer die Umgebungstemperatur sehr hoch. Manchmal scheint nächtliches übermäßiges Schwitzen keinen offensichtlichen Grund zu haben oder geht in der Intensität deutlich über ein normales Maß hinaus, das notwendig wäre, um den Körper zu kühlen. Nachtschweiß wird in der Medizin als „nächtliche Hyperhidrose" bezeichnet. Es ist ein häufiges Phänomen. Zwischen 20 bis 40 Prozent aller Menschen berichten aber auch ein übermäßiges Schwitzen in der Nacht. Meist findet man keine Ursache dafür, oft aber doch, daher sollte ein übermäßiges nächtliches Schwitzen auch abgeklärt werden. Manchmal können Infektionen, Krebserkrankungen oder neurologische Erkrankungen als Ursache gefunden werden. Auch bestimmte Medikamente wie Antidepressiva, Fiebersenker und Blutzuckersenker sowie Präparate, welche die Hormonwirkung beeinflussen, können zu vermehrtem Schwitzen führen. Hormonschwankungen, die durch Erkrankungen oder eine Menopause ausgelöst werden, können häufig zu nächtlichem Schwitzen führen. Eine Refluxkrankheit, Sarkoidose, ein chronisches Erschöpfungssyndrom gehören zu den selteneren Ursachen.

Beine, kann in der Schwangerschaft häufiger auftreten und am Schlafen hindern. Darüber hinaus spielen auch die hormonellen Veränderungen eine große Rolle: Das Hormon Progesteron steigt während der ersten drei Schwangerschaftsmonate an und führt dazu, dass Frauen auch während des Tages deutlich schläfriger sind und die Phasen des Tiefschlafes gesteigert werden. Im Zuge der neun Monate nimmt die Schlafqualität häufig weiter ab. Fast zwei Drittel aller Schwangeren klagen über Schlafstörungen gegen Ende der Schwangerschaft. Das kann an der Gewichtszunahme und damit einhergehend einer schlechten Schlafposition liegen, aber auch an Wadenkrämpfen oder vermehrtem Kribbeln in den Beinen. Je näher der Geburtstermin rückt, desto häufiger berichten Schwangere, dass sie nachts oft wach liegen, weil sie Nervosität und Ängste verspüren.

Die Hormone spielen auch in der Menopause eine Rolle, wenn Schlafprobleme auftauchen. In dieser Phase sinken Progesteron- und Östrogenspiegel der Frau und bestimmte Botenstoffe im Gehirn sorgen dafür, dass weniger Melatonin produziert wird. Viele Frauen leiden während der Wechseljahre an Hitzewallungen und Schweißausbrüchen – auch im Schlaf. Auch depressive Symptome und Angststörungen treten in der Menopause vermehrt auf. In einer Umfrage der Österreichischen Gesellschaft für Gynäkologie und Geburtshilfe zeigte sich, dass bei Frauen zwischen 50. und 59. Lebensjahr Schlafstörungen um 260 Prozent anstiegen. Ein sinkender Östrogenspiegel kann in weiterer Folge zu Hitzewallungen oder vermehrtem nächtlichen Schwitzen führen.

Störfaktor Pandemie

Die aktuelle Covid-19-Pandemie hat es für viele Menschen schwieriger gemacht, eine erholsame Nachtruhe zu bekommen. Einige Experten haben dafür bereits den Begriff „Coronasomnia" geprägt. Es handelt sich um ein neues Phänomen, das erst im Jahr 2020 im Zuge der Covid-19-Pandemie aufgetreten ist. Die Ursachen sind vorwiegend gestörte Tagesroutinen und eine veränderte Work-Life-Balance, anhaltende Unsicherheit und Zukunftsängste, die den Alltag begleiten. Ängste vor der Ansteckung mit dem Virus, finanzielle Sorgen, Jobunsicherheit oder Arbeitslosigkeit belasten viele Menschen zusätzlich. Gleichzeitig entfallen aufgrund der Vorschriften zur Distanzierung und Ausgangsbeschränkung bewährte Strategien zur Stressbewältigung wie eine schöne Zeit in guter Gesellschaft, kulturelle Veranstaltungen, Reisen und Aktivitäten, die Ausgleich schaffen könnten.

Zahlreiche Studien haben sich bereits mit den Fragen der psychischen Folgen der Pandemie beschäftigt. So etwa die COPSY-Längsschnittstudie, die an der Forschungsabteilung Child Public Health am Universitätsklinikum Hamburg-Eppendorf durchgeführt wurde und unter anderem untersuchte, welche Auswirkungen und Folgen die Covid-19-Pandemie auf die psychische Gesundheit von Kindern und Jugendlichen in Deutschland hat. Bei der repräsentativen Befragung von Kindern und Jugendlichen im Alter von 11 bis 14 Jahren gaben 71 Prozent der Kinder an, sich belastet zu fühlen sowie Lernen und Schule anstrengender als vor der Pandemie zu empfinden. Die Befragung von mehr als 500 Eltern von 7- bis 10-Jährigen zeigte, dass es in der Zeit von Homeschooling und Homeoffice häufiger zu Streit kam und dass diese Auseinandersetzungen auch öfter eskalierten. Die subjektiv erlebte Lebensqualität ist nach den Studiendaten signifikant gesunken. Vermehrt traten psychosomatischen Beschwerden wie Gereiztheit, Einschlafprobleme, Niedergeschlagenheit oder Bauchschmerzen auf. Das Risiko für psychische Auffälligkeiten stieg von 18 Prozent auf 30 Prozent. Es wurde zwar keine erhöhte depressive Symptomatik, aber eine gering ausgeprägtere generalisierte Ängstlichkeit beobachtet. Besonders belastet waren Kinder und Jugendliche durch die Pandemie, deren Eltern einen niedrigen Bildungsabschluss haben, die einen Migrationshintergrund haben und/oder die auf sehr beengtem Raum leben. Die Ergebnisse ähneln Studien aus China, Indien, Italien, den USA und Deutschland.

Auch das Department für Psychotherapie und Biopsychosoziale Gesundheit der Donau-Universität Krems untersucht seit Beginn der Covid-19-Pandemie die psychische Gesundheit der österreichischen Bevölkerung. Bereits im April, Juni und September 2020 zeigte sich ein Anstieg depressiver Symptome, Ängste oder Schlafprobleme. Eine Folgestudie belegt rund um den Jahreswechsel eine erneute Verschlechterung. Laut der aktuellen Studie leidet rund ein Viertel der Bevölkerung an depressiven Symptomen, 23 Prozent leiden an Angstsymptomen und 18 Prozent an Schlafstörungen. Junge Menschen litten besonders an der Pandemie, hier gaben fast die Hälfte relevante depressive Symptome an. Auch Frauen und Arbeitslose waren in besonderem Maß belastet.

Experten gehen davon aus, dass Depressionen infolge der Schlafstörungen und Schlaflosigkeit weiter ansteigen. Ein Studienteam der Universität Ottawa analysierte im Jahr 2021 nicht weniger als 107 Studien mit fast 400.000 Studienteilnehmern. Es zeigt sich, dass global 28 Prozent an depressiven Symptomen, 27 Prozent an Angststörungen, 24 Prozent an posttraumatischen Belastungsstörungen und 28 Prozent an Schlafstörungen litten. Normalerweise geht man davon aus, dass ungefähr weltweit vier Prozent aller Menschen unter Depressionen und Angststörungen leiden, in der Pandemie stieg dieser Wert auf das Siebenfache an.

Besonders in Ländern mit niedrigem Durchschnittseinkommen, großen Ungleichheiten zwischen Männern und Frauen, und einer großen wirtschaftlichen Abhängigkeit von Schutzmaßnahmen (wie Länder mit viel Tourismus) waren die Menschen besonders stark betroffen. Eine weitere Studie zeigt, dass besonders Frauen, ältere Menschen und jene mit chronischen Erkrankungen, Migranten und Studenten vermehrt in der Pandemie psychisch beeinträchtigt waren. Bei Beschäftigten im Gesundheitswesen beobachtete man ein besonders gehäuftes Auftreten von Schlafstörungen.

Störfaktor Zeitumstellung

Das EU-Parlament hat Ende März 2019 mit einer großen Mehrheit für eine Abschaffung der Zeitumstellung im Jahre 2021 gestimmt. Da aber die einzelnen Mitgliedstaaten selbst ent-

... jedes Land aufgrund seiner geografischen Lage zu einer bestimmten Zeitzone gehört? Die Idee, die Zeit für das Sommerhalbjahr um eine Stunde umzustellen, hat einen wirtschaftspolitischen Hintergrund: Wenn sich der Rhythmus der Wirtschaft an das Tageslicht anpasst, sollte künstliches Licht und damit Energie eingespart werden. Erstmalig wurde die Sommerzeit im Ersten Weltkrieg in Deutschland und Österreich eingeführt, als Brennstoffe knapp wurden und man sich zeitlich nicht mehr wirklich mit den Nachbarländern etwa im Zugsverkehr – abstimmen musste. In vielen Ländern wurde sie nach dem Krieg wieder abgeschafft. Energieeinsparungen waren während des Zweiten Weltkrieges und im Zuge der Ölpreiskrise und die Harmonisierung des Binnenmarktes 1973 neuerlich der Anlass, die Sommerzeit einzuführen. Seit 1996 gibt es in allen EU-Mitgliedstaaten eine einheitliche Sommerzeit: Start ist immer am letzten Sonntag im März um 2:00 Uhr MEZ (Mitteleuropäische Zeit) [3:00 Uhr MESZ (Mitteleuropäische Sommerzeit)]. Sie dauert bis zum letzten Sonntag im Oktober 3:00 MESZ (2:00 Uhr MEZ).

scheiden können, ob sie die Sommer- oder die Winterzeit beibehalten wollen und damit ein Durcheinander von Öffnungs- und Lieferzeiten befürchtet wird, ist das Projekt noch nicht umgesetzt worden.

Die saisonale Zeitumstellung bringt den Biorhythmus von Menschen häufig aus dem Takt. Vor allem die Umstellung im Frühling – hier „fehlt" eine Stunde – führt zu vermehrter Müdigkeit und Niedergeschlagenheit. Das kann bei manchen wenige Tage dauern, bei anderen bis zu Wochen. Laut einer Befragung der deutschen Krankenkasse DAK-Gesundheit hat jeder Vierte von den 3.500 Befragten gesundheitliche Probleme im Zusammenhang mit der Zeitumstellung angegeben. 79 Prozent fühlen sich müde oder schlapp. 62 Prozent hatten Probleme mit dem Ein- oder Durchschlafen. 39 Prozent konnten sich schlechter konzentrieren, 28 Prozent waren gereizt. Neun Prozent hatten sogar eine depressive Verstimmung. Vor allem Menschen im Alter von 45 bis 59 Jahren und Frauen leiden nach Angaben der Befragung unter der Zeitumstellung.

Aber auch schwerwiegende Folgen für die Gesundheit werden der Zeitumstellung zugeschrieben. Eine internationale Studie mit fast 160 Millionen Versichertendaten zeigte, dass bestimmte Erkrankungen wie Herzinfarkte, Verletzungen, psychiatrische Erkrankungen und Verhaltensauffälligkeiten sowie Erkrankungen des Immunsystems mit der Zeitumstellung in Zusammenhang stehen. Eine Studie der australischen Victoria Universität hat sogar einen Zusammenhang mit der Selbstmordrate hergestellt: Dafür wurden die Daten von 30 Jahren verglichen und die Ergebnisse deuten darauf hin, dass die Verschiebung des chronobiologischen Rhythmus durch Zeitumstellung bei männlichen Patienten mit bipolaren Störungen zu einer höheren Selbstmordrate führt. Wissenschaftler vermuteten außerdem, dass Schlafstörungen, die bei vielen Menschen durch eine Zeitumstellung auftreten, auch das Risiko für Verkehrsunfälle erhöhen könnte. Dieser Zusammenhang konnte allerdings nicht bestätigt werden.

Störfaktor Jetlag

Wer häufig lange Flugreisen unternimmt und dabei in verschiedenen Zeitzonen – in Richtung Ost-West oder West-Ost – unterwegs ist, kennt vermutlich die Auswirkungen des sogenannten „Jetlags". Dabei handelt es sich um eine vorübergehende Störung der inneren Uhr, konkret des zirkadianen Schlaf-Wach-Rhythmus. Die innere und äußere Uhr geht dann nicht mehr synchron, denn Licht und Dunkelheit, aber auch Hungergefühl oder die Absenkung der Körpertemperatur kommen zur „falschen" Zeit. In der neuen Zeitzone ist man den Tag über schläfrig, weil die innere Uhr auf Nachbetrieb eingestellt ist. Nachts kann man oft nicht richtig schlafen, weil der biologische Rhythmus davon ausgeht, es sei Tag.

Damit verbundene Beschwerden reichen von Problemen beim Ein- und Durchschlafen, Tagesmüdigkeit, Konzentrationsstörungen bis hin zu Stimmungsschwankungen und sind individuell sehr unterschiedlich. Manche Menschen können sich nach wenigen Tagen bereits wieder umstellen, andere leiden oft wochenlang an den Folgen des Jetlags.

Wesentlich für das Ausmaß der Beeinträchtigung ist die Flugrichtung. Wer nach Westen reist, hat einen längeren Tag vor sich, man reist mit dem Licht. Reisen in Richtung Osten verkürzen den Tag. Meist fällt eine Anpassung an einen längeren Tag leichter als an den kürzeren. Wenn möglich planen Sie ein bis zwei Tage Erholungszeit nach der Ankunft ein. Verzichten Sie auf Alkohol- und Kaffeegenuss während des Fluges sowie auf körperliche Überanstrengung danach. Hilfreich kann es auch sein, den Flug so zu buchen, dass man am Abend (Ortszeit) ankommt.

Zu einem doppelten Jetlag kommt es, wenn man mehrere Zeitzonen in sehr kurzer Zeit überquert, zum Beispiel rasch zu einem geschäftlichen Termin fliegt und danach gleich wieder zurück. Dann empfiehlt es sich – wenn möglich – so wenig wie möglich von der neuen Zeitzone beeinflussen zu lassen und den eigenen Biorhythmus so gut wie möglich beizubehalten.

Die Einnahme von Melatonin hilft beim Einschlafen und die Symptome eines Jetlags abzumildern, dazu gehören Tagesmüdigkeit, Einschlafzeit, Schlafqualität und die Leistungsfähigkeit.

Störfaktor Arbeitszeit & Arbeitsbelastung

Die Arbeitszeit von Arbeitnehmern findet sich unterschiedlichen Regelwerken wieder: dem Arbeitszeitgesetz, dem Arbeitsruhegesetz für die Wochenend- und Feiertagsruhe, Spezialgesetzen für Arbeitnehmer in land- und forstwirtschaftlichen Betrieben

(Landarbeitsgesetz), für Gesundheitsberufe (Krankenanstalten-Arbeitsgesetz) und für Arbeitnehmer in Bäckereien (Bäckerei-arbeiter/innengesetz). Auch Kollektivverträge oder Betriebsvereinbarungen sowie Einzelvereinbarungen können Regelungen zur Arbeitszeit enthalten.

Der Österreichische Arbeitsgesundheitsmonitor wurde dazu entwickelt, um festzustellen wie die eigene Gesundheit von den Arbeitnehmern wahrgenommen wird. Dazu werden einerseits Beschwerden erhoben, die ganz klassisch Folge einer bestimmten Tätigkeit sein können, aber auch psychosomatische Beschwerden, Schlafstörungen, Konzentrationsschwächen, Schmerzen im Bewegungsapparat und psychische Symptome wie Gereiztheit, Nicht-Abschalten-Können, Motivationsverlust, Resignation. Neben diesen eher negativen Information zu gesundheitlichen Auswirkungen von Arbeit werden auch Informationen zu einer guten Gesundheit von Arbeitnehmern erhoben, wie eine positive Persönlichkeitsentwicklung, Selbstwirksamkeit, Wohlbefinden und Leistungsfähigkeit.

Der Österreichische Arbeitsgesundheitsmonitor zeigt, dass annähernd die Hälfte der österreichischen Beschäftigten fallweise bis zu zwölf Stunden pro Tag arbeiten muss. Das führt dazu, dass die wöchentliche Arbeitszeit ebenfalls verlängert wird, Beruf und Familie lassen sich immer schwerer unter einen Hut bringen, und der Zeitstress wächst. Wer andauernd überlange Arbeitszeiten hat, kann nicht mehr ausreichend erholen, wird andauernd müde und erschöpft sein. Die übermäßige Anstrengung führt zu Muskelverspannungen und obwohl man generell müder ist, kann man paradoxerweise dazu noch schlechter schlafen. Die Hälfte der Menschen fühlt sich durch überlange Arbeitszeiten gesundheitlich belastet.

Während rund ein Drittel aller Frauen angeben, zeitweise mehr als zehn Stunden zu arbeiten, sind es bei den Männern bereits mehr als die Hälfte. Das liegt daran, dass Frauen häufiger in Teilzeit arbeiten und Männer verstärkt in den Branchen und Berufen mit überlangen Arbeitstagen beschäftigt sind. In bestimmten

Berufsgruppen arbeiten die meisten Arbeitnehmer hin und wieder bis zu zwölf Stunden, ein Drittel dieser Arbeitnehmer macht dies sogar einmal pro Woche. Besonders Bauarbeiter, Maurer, Tischler, Dachdecker und Fliesenleger sind davon betroffen, aber auch im Pflegedienst und Transportwesen muss regelmäßig deutlich mehr als acht Stunden am Tag gearbeitet werden.

Erschwerend kommt hinzu, dass mehr Arbeiter von überlangen Arbeitstagen betroffen sind als Angestellte. Diese Arbeit wird nicht im Büro erbracht, sondern im Krankenhaus, im Pflegeheim, auf der Baustelle oder im Lkw – also in jenen Berufen, die körperlich ganz besonders anstrengend sind und sich häufig durch schlechte Arbeitsbedingungen auszeichnen.

Je öfter Beschäftigte überlange Arbeitszeiten haben, desto mehr leiden sie unter Zeitstress. Von den Arbeitnehmern mit normal langen Arbeitstagen berichten drei von zehn unter Zeitstress zu leiden. Von Arbeitnehmern mit überlangen Arbeitstagen sind es hingegen schon sechs von zehn, also doppelt so viele. Den meisten Zeitstress haben Kassierer/-innen, Beschäftigte in Pflegeberufen und im Transportwesen, Textilarbeiter/-innen und Regalbetreuer/-innen. Bei den meisten Beschäftigten mit Zeitstress stimmt die Work-Life-Balance nicht mehr. Sie müssen oft Verantwortung tragen, gehen auch mal krank zur Arbeit, fühlen sich nach einem Arbeitstag ausgelaugt, können den Job häufig nicht bis zur Pensionierung ausüben und sind auch sonst im Leben weniger zufrieden.

In vielen Berufen lässt sich die Arbeitszeit gar nicht in ein übliches „9-17 Uhr Arbeitszeit-Schema" einordnen. So haben etwa Mitarbeiter im Gesundheitswesen, bei Einsatzorganisationen (Polizei, Rettung, Feuerwehr), im Gastgewerbe, im öffentlichen Verkehr oder bei bestimmten Produktionsbetrieben häufig Arbeitszeiten, die nicht ihrer inneren Uhr entsprechen. Fast jeder fünfte Beschäftigte arbeitet im Schicht-, Turnus oder Wechseldienst – österreichweit sind das fast 700.000 Personen. Nach Angaben des Arbeitsklimaindex der Arbeiterkammer Oberösterreich arbeitet fast ein Drittel aller Arbeitnehmer in Österreich

„... die Normalarbeitszeit für Vollbeschäftigte in Österreich 40 Stunden pro Woche beträgt. Arbeitnehmer müssen Arbeitszeiten, Ruhepausen und tägliche Ruhezeiten einhalten. In der Nachtarbeit und für Lenker gibt es Sonderregelungen. Nachtarbeitnehmer sind jene Arbeitnehmer, die regelmäßig oder – sofern der Kollektivvertrag nichts anderes vorsieht – in mindestens 48 Nächten im Kalenderjahr während der Nacht (zwischen 22 Uhr und 5 Uhr) mindestens drei Stunden arbeiten. Nachtarbeitnehmer haben in bestimmten Fällen der Verlängerung der Normalarbeitszeit durch Arbeitsbereitschaft und bei Nachtschwerarbeit Anspruch auf zusätzliche Ruhezeiten. Der Nachtarbeitnehmer hat Anspruch auf unentgeltliche Untersuchungen des Gesundheitszustandes, und zwar vor Aufnahme der Tätigkeit und danach in Abständen von zwei Jahren. Nach Vollendung des 50. Lebensjahres oder nach zehn Jahren als Nachtarbeitnehmer besteht jährlich der Anspruch auf unentgeltliche Untersuchung." (Quelle: Wirtschaftskammer Österreich)

zumindest fallweise auch abends bis 22 Uhr, 20 Prozent sogar darüber hinaus. Für ein Drittel sind Samstagsdienste nichts Ungewöhnliches, fast ein Fünftel ist zumindest gelegentlich auch am Sonntag im Dienst.

Bei Schichtarbeit und Nachtdiensten wird immer wieder gegen die innere Uhr gearbeitet. Das führt dazu, dass der vorhandene Schlaf keinen optimalen Erholungswert bringt und während der Arbeitszeit nicht die volle Leistungsfähigkeit abrufbar ist. Es ist daher nicht verwunderlich, dass bei einem Großteil der Schichtarbeiter Probleme mit dem Schlaf zu einem der häufigsten Beschwerdebilder führen. Etwa die Hälfte der Betroffenen schläft in monotonen Situationen ein, und knapp zwei Drittel haben Erinnerungslücken. Die Unfallwahrscheinlichkeit steigt um das Siebenfache und das Risiko für kardiovaskuläre Erkrankungen um das Dreifache.

Um den Schichtdienst aus chronobiologischer Sicht schlaf- und gesundheitsfördernd zu gestalten, wird ein Vorwärtswechsel der Arbeitszeiten – am ersten Tag die Frühschicht, am nächsten die Spätschicht, am übernächsten die Nachtschicht – empfohlen.

Hilfreich ist bei Nachtarbeitern oder Nachtschichten die Auftei-
lung des Schlafes in zwei Perioden: eine direkt nach der Schicht
und die andere am Nachmittag bis zum frühen Abend. Um den
Schlaf zu optimieren, werden passive und aktive Entspannungstechniken vor dem Schlafengehen, bei Müdigkeit am Arbeitsplatz das sogenannte Power Napping oder der „Minischlaf"
empfohlen. Wenn möglich sollte die Frühschicht nicht zu früh
am Morgen, am besten ab 7 Uhr starten. Zwischen einer Abfolge
von Nachtschichten sollten mindestens 24 Stunden Freizeit
liegen. Beschäftigte mit einer fixen Nachtschicht sollten immer
zu den gleichen Zeiten schlafen gehen – auch an den Tagen,
an denen sie nicht arbeiten. So kann vermieden werden, dass
sich der Biorhythmus permanent umgewöhnen muss. Derzeit
gibt es noch keine klaren Daten, ob der Wechsel von Schichten
besser gesundheitsverträglich ist als durchgängiges Spät- oder
Nachtarbeiten.

Gefahr: Schlafmangel

Der US-Amerikaner Randy Gardner hält nach wie vor den Welt-
rekord im Schlafentzug: Er war im Jahr 1964 als damals 17-Jäh-
riger elf Tage und Nächte durchgehend wach und hatte danach
nach nur drei Nächten seinen Schlafrhythmus wieder gefunden.
Aktuell gehen Wissenschaftler davon aus, dass Schlafentzug
wie dieser zu keinen dauerhaften Schäden führt, dennoch sind
derartige Experimente nicht nachahmenswert.
Punktuell nehmen wir zu wenig Schlaf häufig in Kauf, etwa wenn
eine Prüfung ansteht oder ein Projekt in der Endphase. Wird
der Schlafmangel kurzfristig wieder ausgeglichen, bleiben die
Folgen auch im Rahmen. Wer über längere Zeit aber nicht ausreichend schläft, ist vor allem eines – müde. Und das kann mit-

unter fatale Folgen haben. Ein deutliches Zeichen einer akuten Übermüdung ist der sogenannte Sekundenschlaf: Die Augenlider werden schwer, die Augen schmerzen und brennen, ein Gähnen lässt sich nicht mehr unterdrücken. Der Blick wird starr, die Aufmerksamkeit sinkt. Gefährlich wird der Sekundenschlaf, wenn Maschinen bedient oder Fahrzeuge gelenkt werden.

Der deutsche Autofahrerclub ADAC hat folgende Warnzeichen beim Autofahren zusammengefasst, die auf einen drohenden Sekundenschlaf hindeuten:

- Sie haben Schwierigkeiten, die Spur zu halten.
- Sie fahren unabsichtlich über den Randstreifen.
- Sie haben das Gefühl, die Straße würde enger.
- Sie heften Ihren Blick starr auf die Fahrbahn.
- Sie können sich an die letzten gefahrenen Kilometer kaum erinnern.
- Sie übersehen ein Straßenschild, verpassen eine Abzweigung oder Ausfahrt.
- Sie merken, dass Sie grundlos und ungewollt die Fahrgeschwindigkeit verändern.

Bei einer Umfrage des Deutschen Verkehrssicherheitsrats (DVR) und der Deutschen Gesellschaft für Schlafforschung und Schlafmedizin (DGSM) gaben 26 Prozent von 1.000 befragten Autofahrern an, bereits mindestens einmal am Steuer eingeschlafen zu sein. Von 353 befragten Lkw-Fahrern erklärten alarmierende 46 Prozent, dass sie mindestens schon einmal während der Fahrt eingenickt sind. Und doch glaubt knapp die Hälfte der befragten Autofahrer, dass sie den Zeitpunkt des Einschlafens vorhersagen können.

Der Mythos, dass laut Radio hören, singen oder ein Fenster öffnen bei Übermüdung beim Autofahren helfen können, ist falsch! Beides lenkt nur kurz ab und lässt falsche Sicherheit aufkommen! Daher gilt: Treten Sie eine Fahrt nur ausge schlafen an und legen Sie spätestens alle zwei Stunden eine

Die EU-Kommission hat 2019 vorgeschrieben, dass alle neuen Pkw, Lkw und Busse ab 2022 mit einer Aufmerksamkeits- und Müdigkeitswarnung (DDAW) ausgestattet werden müssen. Müdigkeitswarner in Autos arbeiten mit einer Software, die Lenkbewegungen, das Spurhaltevermögen oder auch die Augenbewegungen des Fahrers aufzeichnet und gemeinsam mit Fahrtdauer, Blinkverhalten und Tageszeit auswerten kann. Weichen die ermittelten Ist-Werte von programmierten Soll-Werten ab, so wird der Fahrer darauf hingewiesen.Notbrems- und Spurhalteassistenten können Unfälle, die aufgrund von Sekundenschlaf passieren, reduzieren, aber verlassen sollte man sich auf diese Hilfsmittel nicht! Eine gängige Maßnahme außerhalb von Fahrzeugen sind Straßenmarkierungen, die ein Reifengeräusch beim Überfahren erzeugen. Weitere Informationen zu mehr Verkehrssicherheit auf www.adac.de/verkehr/verkehrssicherheit/

Pause ein. Fahren Sie nach Möglichkeit nicht in der zweiten Nachthälfte, denn nachts gegen 2 Uhr und nachmittags gegen 14 Uhr passieren nach Angaben der Verkehrsclubs die meisten müdigkeitsbedingten Unfälle.

Was passiert, wenn…

… wir 24 Stunden nicht schlafen?

Unser Gehirn kann Information nicht mehr richtig verarbeiten und hat es schwer auseinanderzuhalten, was wichtig ist und was nicht. Wir sind unkonzentriert und vergesslicher als im ausgeschlafenen Zustand. Gleichzeitig reagieren wir langsamer und können daher Risiken schlechter einschätzen oder ausgleichen. Laute Geräusche oder grelles Licht beginnen uns zu stören. Auch das Immunsystem beginnt bereits unter dem Schlafentzug zu leiden und hat es deutlich schwerer, Krankheitserreger abzuwehren. Nach 24 Stunden ohne Schlaf sind wir geistig und körperlich etwa so eingeschränkt, als hätten wir ein Promille Alkohol im Blut. Halluzinationen und Angststörungen können auftreten.

... wir 48 Stunden nicht schlafen?

Jetzt läuft der Körper bereits auf halber Leistung und befindet sich in einer Stresssituation. Herzschlag und Blutdruck steigen, die Körpertemperatur sinkt. Das Sprechen fällt zunehmend schwer, weil uns Worte fehlen oder wir den Zusammenhang von Gedanken vergessen. Das Gehirn schiebt hier unwillkürlich kurze Phasen von Sekundenschlaf ein.

... wir 72 Stunden nicht schlafen?

Die Symptome des Schlafentzugs werden stärker, Stimmung und Wahrnehmung sind stark beeinträchtigt. Der Stresslevel und die Herzfrequenz nehmen zu. Man fühlt sich extrem müde, es können Erinnerungslücken, depressive Symptome und Paranoia auftreten, man kann sich nicht mehr auf einfache Dinge konzentrieren.

Habe ich eine Schlafstörung?

Der Schlaf kann auf unterschiedliche Weise gestört sein. Hin und wieder kann es schon vorkommen, dass man schlecht einschläft, oder durchschläft, oder auch früher als sonst aufwacht und nicht mehr einschlafen kann. Die Ursachen können vielfältig sein und werden individuell auch sehr unterschiedlich erlebt. Häufige

Gründe sind daher auch Faktoren, die von Mensch zu Mensch unterschiedlich sein können. Dazu gehören zum Beispiel:

- Wenn Sie zu Bett gehen, sind sie noch nicht müde.
- Sie schlafen zu viel.
- Sie haben Stress oder leiden unter andren psychischen Belastungen.
- Störfaktoren wie Licht, Lärm oder andere Umwelt- bedingungen wirken sich auf Ihren Schlaf negativ aus.
- Sie essen abends schwer und viel.
- Sie trinken zu viel Alkohol, vorwiegend abends.
- Ungünstige Schlafbedingungen.

Ein vorübergehender gestörter Schlaf tritt bei vielen Menschen auf und ist in den meisten Fällen nicht besorgniserregend, vorausgesetzt der Schlaf ist nicht dauerhaft gestört. Mediziner sprechen von Schlafstörungen, wenn die Dauer oder die Qualität des Schlafes für mindestens vier Wochen beeinträchtigt und zur Belastung im Alltag wird. Ist der Schlaf zwischen vier Wochen und drei Monate gestört, spricht man von akuten Schlafstörungen, ist er mindestens drei Monate gestört, liegen chronische Schlafstörungen vor. Zu den Kriterien einer definitiven Schlafstörung gehören außerdem folgende Kriterien, wenn

- Beschwerden, die zumindest einmal pro Woche auftreten.
- Probleme beim Einschlafen beim Durchschlafen, oder ein zu frühes Erwachen auftreten.
- wenn der Schlafmangel sich auch tagsüber bemerkbar macht, zum Beispiel durch Schwierigkeiten bei der Konzentration, durch Müdigkeit oder Stimmungstiefs, oder in der Beziehung zu anderen Menschen.
- wenn man durch einen gestörten Schlaf nicht mehr in der Lage ist, seinen Beruf auszuüben.
- wenn der Schlafmangel dazu führt, dass man sich persönlich beeinträchtigt fühlt.

Expertengespräch mit ...

... Dr. **Gerhard Orsolits**, Facharzt für Arbeitsmedizin, Arzt für Allgemeinmedizin, Abteilung für Unfallverhütung und Berufs-krankheiten-Bekämpfung, Allgemeine Unfallversicherungsan-stalt (AUVA), www.auva.at

Was genau ist unter Sekundenschlaf zu verstehen?

Der Begriff ist wissenschaftlich nicht exakt definiert. Er wird aber verwendet, um zu beschreiben, dass eine übermüdete Person plötzlich und für sehr kurze Zeit einschläft, ohne es zu wollen oder verhindern zu können. Es ist nicht nur ein Anzeichen für eine Übermüdung, sondern die letzte Konsequenz des Kör-pers bei Schlafmangel.

Kann man Warnzeichen für einen drohenden Sekundenschlaf rechtzeitig erkennen?

Sekundenschlaf kündigt sich an, sodass man auch gegen-steuern kann, indem man eine Pause macht. Hinweise auf Übermüdung sind trockene und brennende Augen, die Lider werden schwer, man blinzelt öfter und reibt sich vermehrt die Augen. Häufiges Gähnen kann nicht mehr unterdrückt werden. Der Blick bleibt starr auf der Fahrbahn, oft sieht man in weiterer Folge unschärfer und die Gedanken schweifen ab. Auch Mit-fahrende können hier wichtige Hinweise erkennen: Wenn der Fahrer unruhig wird, am Sitz hin und her rutscht, nervös oder gereizt wird oder etwa beim Sprechen verzögert oder gar nicht antwortet. Das sind Hinweise auf Konzentrationsstörungen und Müdigkeit.

Welche Rolle spielt Sekundenschlaf im Zusammenhang mit Verkehrssicherheit und Arbeitsunfällen?

Sekundenschlaf ist beim Bedienen von Maschinen oder beim Überwachen von Anlagen ein häufiges Problem. Hier kommen oft zwei Faktoren zusammen: Es wird nachts gearbeitet und die Aufgabe ist überaus monoton. Häufig sind Schichtarbeiter oder Pendler besonders gefährdet, denn zu den Schichtarbeitszeiten kommen dann noch lange Anfahrtswege dazu. Wir wissen, dass die Unfallgefahr aufgrund von Müdigkeit gegen 14 Uhr und zwischen 2 Uhr und 4 Uhr morgens am größten ist.

Welche Ursachen hat Sekundenschlaf?

In erster Linie ist es eine Übermüdung aufgrund von fehlendem Schlaf. Die Wirkung kann sich noch durch Restalkohol oder Medikamente, die schläfrig machen, verstärken. Auch bei der Neueinstellung von Medikamenten, etwa Blutdrucksenkern, aber auch bei Medikamenten gegen Allergien, Migräne oder bei der Einnahme von Schmerz- und Schlafmittel sollte überprüft werden, ob man sich müde fühlt und verkehrstüchtig ist. Bestimmte Erkrankungen, wie chronische Entzündungen oder Depressionen können ebenfalls zu vermehrter Tagesmüdigkeit führen.

Wie kann man gegensteuern?

In erster Linie ist an die Eigenverantwortung zu appellieren. Man merkt selbst am besten, ob man müde ist und Schlaf benötigt. Dann gilt es, die Ruhe- und Pausenzeiten, die der Körper auch fordert, einzuhalten. Wer über längere Zeit das Erholungsbedürfnis negiert, gefährdet sich und andere.

Der Himmel hat den Menschen als Gegengewicht gegen
die vielen Mühseligkeiten des Lebens drei Dinge gegeben:
Die Hoffnung, den Schlaf und das Lachen.

Immanuel Kant
Philosoph

Schlafstörungen

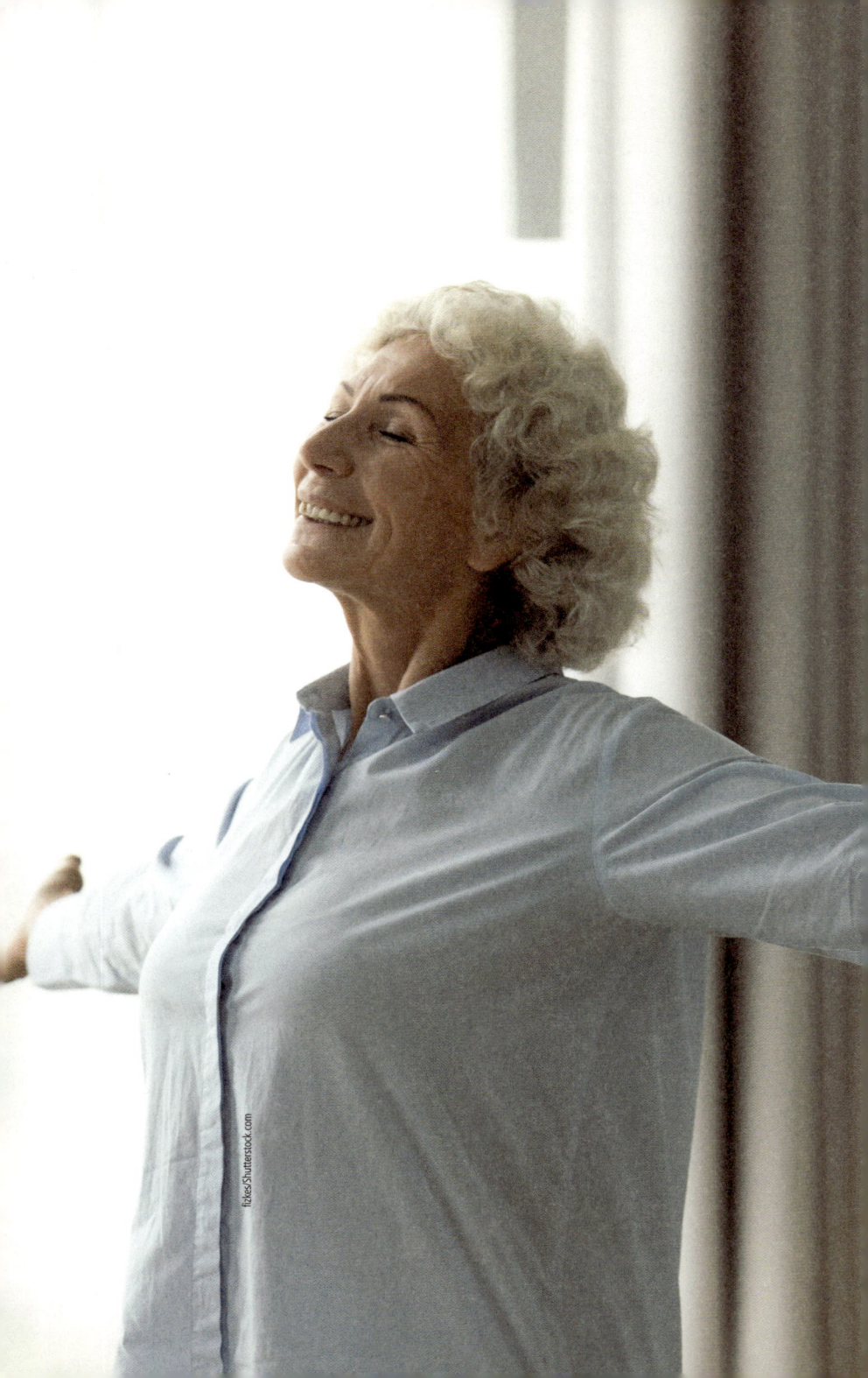

Die Schlafmedizin – der Fachbegriff ist „Somnologie" – ist ein Teilbereich der Medizin, die sich mit den Ursachen und Auswirkungen sowie der Behandlung von Schlafstörungen beschäftigt. Schlafmedizin ist keine eigene Fachrichtung, sie wird meist von Neurologen, Lungenfachärzten, HNO-Ärzten, Allgemeinmedizinern oder Fachärzten für Innere Medizin abgedeckt. Aber auch Psychiater, Kinder- oder Zahnärzte und viele andere naturwissenschaftliche Disziplinen arbeiten an der Erforschung neuer Erkenntnisse mit. Die Bedeutung der Schlafmedizin hat in den letzten Jahren zugenommen. Die Zahl vieler psychischer und altersbedingten Erkrankungen nimmt zu und damit auch im Zusammenhang stehende Schlafstörungen. Auch in der Arbeitsmedizin und der Vorsorge hat das Thema „gesunder Schlaf" mittlerweile einen wichtigen Stellenwert eingenommen.

In Österreich haben sich Experten der Schlafmedizin in der Österreichischen Gesellschaft für Schlafmedizin und Schlafforschung (ÖGSM, https://schlafmedizin.at/de/) zusammengeschlossen. Sie wurde 1991 als wissenschaftliche Fachgesellschaft gegründet und hat sich die Erforschung des Schlafes und seiner Störungen zum Ziel gesetzt. Hier werden unter anderem Fort- und Weiterbildungsveranstaltungen für Mediziner und Menschen, die von Schlafstörungen betroffen sind, angeboten. Ein wichtiges Ziel der Expertinnen und Experten ist es, die Menschen darüber zu informieren, welche Auswirkungen ein nicht erholsamer Schlaf haben kann.

Expertengespräch mit …

… OA Dr. **Rainer Popovic**, Präsident der Österreichischen Gesellschaft für Schlafmedizin und Schlafforschung, Facharzt für Innere Medizin und Pulmologie, Leiter des Schlaflabors im Franziskusspital Wien und am Landesklinikum Melk

Warum gibt es eine „Österreichische Gesellschaft für Schlafmedizin und Schlafforschung"?

Die Gesellschaft wurde vor rund 30 Jahren auf einem Neurologiekongress gegründet. Damals war die Bedeutung des Themas noch weitgehend unbekannt. In einem ersten Schritt haben wir fächerübergreifende Fortbildungen für Ärzte angeboten, um voneinander zu lernen. Die zentralen Themen der Schlafmedizin waren damals bereits die Fragen nach den Gesundheitsrisiken und nach der verminderten Leistungsfähigkeit bei Menschen mit Schlafstörungen. Besonders wichtig ist uns die Verbreitung der Erkenntnisse der Schlafmedizin nicht nur an Experten, sondern auch an Betroffene. Wir gehen davon aus, dass etwa 400.000 Österreicher an Schlafapnoe leiden, aber nur etwa ein Viertel auch von einem Arzt behandelt wird.

Wo liegen Schwerpunkte der schlafmedizinischen Forschung?

Die Themen kommen aus vielen unterschiedlichen Bereichen, wie etwa der Neurologie, der Psychologie oder Zahnmedizin. Darüber hinaus sind Themen, die bestimmte Organe betreffen, im Mittelpunkt, wie zum Beispiel Lunge, das Herz-Kreislauf-System oder der Hals-Nasen-Ohren-Bereich und die Atmung. In letzter Zeit sind Themen wie Pandemie und Schlaf, Telemedizin oder Umweltfaktoren ins Zentrum von Forschungsfragen gerückt. Auch an neuen Medikamenten und verbesserten Behandlungsmethoden wird aktuell geforscht.

Sie haben auf Ihrer Webseite eine Liste von zertifizierten Schlaflaboren gelistet. Welche Rolle hat die ÖGSM bei der Zertifizierung von Schlaflaboren?

Die Zertifizierung ist eine freiwillige Qualitätskontrolle, die wir durchführen. Für Patienten ist es ein wichtiger Hinweis, dass bestimmte Schlaflabore auf einem ausgewiesen hohen Qualitätsniveau arbeiten. Diese einzelnen Labore werden künftig auch auf unserer Webseite vorgestellt. Geplant ist eine Videoserie, damit sich Patienten ein gutes Bild machen können, was sie in einem Schlaflabor erwartet und sich darauf vorbereiten können.

Arbeitet die ÖGSM auch mit internationalen Vereinigungen zusammen?

Es ist uns sehr wichtig, dass wir uns auch über die Landesgrenzen hinaus vernetzen, um auch die Forschungsergebnisse auszutauschen und voranzubringen. Wir haben einen sehr engen Kontakt mit deutschen und Schweizer Kollegen, pflegen persönliche wissenschaftliche Kontakte oder den Austausch von Forschern. Wir sind Teil internationaler Arbeitsgruppen und besonders freut uns, dass Univ.-Prof. Dr. Birgit Högl, Leiterin des Schlaflabors an der Universitätsklinik für Neurologie in Innsbruck, seit September 2019 erste österreichische Präsidentin der Welt-Schlaf-Gesellschaft ist.

Schlafstörungen sind sehr komplexe Erkrankungen, weil oft mehrere innere und äußere Faktoren zusammenspielen und sich gegenseitig beeinflussen. Schlafstörungen können eine körperliche, aber auch eine psychische Ursache haben, oder durch Medikamente und Genussmittel verursacht werden. Viele Betroffene stehen häufig vor dem Problem, dass viele Jahre vergehen, bis eine klare Diagnose vorliegt. Manchmal braucht es für die richtige Diagnose nicht nur einen Arzt oder eine Ärztin, sondern die Zusammenarbeit von mehreren.

Wenn Sie das Gefühl haben, dass Sie nicht gut schlafen, so sollten Sie den Weg zu einem Arzt nicht scheuen. Es gibt harmlose und vorrübergehende Schlafstörungen, die anfangs nur leichte Symptome am Tage hervorrufen, sich im Laufe der Zeit aber zu chronischen Schlafstörungen entwickeln können. Bleiben sie weiter unbehandelt, so kann das zu einer dauerhaften Beeinträchtigung in der Lebensqualität und zu ernsten Herz-Kreislauf-Erkrankungen oder Stoffwechselerkrankungen sowie zu psychischen Beeinträchtigen führen.

Führen Sie ein Schlaftagebuch

Mit Hilfe eines Schlaftagebuches (mehr dazu auf ▶ Seite 131) können Sie bereits einen ersten wichtigen Schritt setzen, um festzustellen, ob es einen Zusammenhang zwischen ihrem Befinden am Tag und dem Schlaf in der Nach gibt. Diese ausführliche Datenerhebung unterstützt den behandelnden Arzt bei der Suche nach den Ursachen.

Dazu eignet sich ein herkömmliches Schulheft und ein Stift – beides legen Sie am besten neben das Bett. Wie in einem Tagebuch halten Sie hier Ihre Gedanken, Gefühle und Beschwerden fest, aber auch andere wichtige Informationen. Sie können sich auch eine Vorlage für jeden Tag am Computer erstellen und ausdrucken. Füllen Sie das Schlaftagebuch täglich über mindestens zwei Wochen, besser über vier Wochen, aus. Notieren Sie folgende Punkte für jeden Tag:

• Wann sind Sie zu Bett gegangen?
• Wann sind Sie eingeschlafen?
• Wurden Sie nachts wach? Wenn ja, wie oft?
• Wie haben Sie sich beim Aufwachen gefühlt?
  Waren Sie ausgeruht oder müde?
• Haben Sie während des Tages oder kurz vor
  dem Schlafengehen Koffein, Alkohol, Medikamente
  oder andere Substanzen zu sich genommen? Wenn ja,
  notieren Sie die Uhrzeit, die Menge und was genau
  Sie zu sich genommen haben.
• Waren Sie tagsüber müde oder schläfrig?
• Gab es tagsüber besondere Anspannungen oder Lebensereignisse? Notieren Sie nicht nur Negatives, auch besonders positive Themen können sich auf den Schlaf auswirken!
• Wie würden Sie auf einer Skala von 1 – 5 (nach dem Schulnotensystem) Ihre Tagesstimmung und Ihre Leistungsfähigkeit einschätzen?

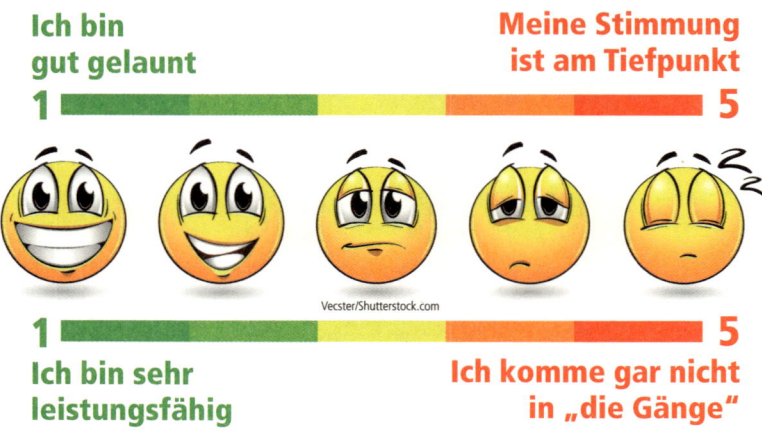

Ich bin gut gelaunt   **Meine Stimmung ist am Tiefpunkt**

1   5

Vecster/Shutterstock.com

1   5

Ich bin sehr leistungsfähig   **Ich komme gar nicht in „die Gänge"**

Müdigkeit – Fatigue ist ein subjektives Gefühl. Für viele bedeutet es erschöpft, matt, weniger leistungsfähig zu sein, sich nicht konzentrieren oder erinnern zu können – generell nicht ausgeglichen zu sein. Der Biorhythmus ist gestört und sogar in Situation in denen Sie schlafen könnten, stellt sich der Schlaf nicht ein. Am Wochenende und im Urlaub schlafen Sie nicht länger, obwohl Sie es könnten. Auch wenn sie ausreichend geschlafen haben, kann Müdigkeit auftreten.

Schläfrigkeit – Sleepiness tritt häufig dann ein, wenn Sie nicht gut oder zu wenig geschlafen haben. Ein typisches Zeichen ist, wenn sie bei monotonen Situationen dazu neigen einzuschlafen. Der Biorhythmus ist erhalten, am Wochenende oder im Urlaub sind Sie in der Lage den fehlenden Schlaf nachholen.

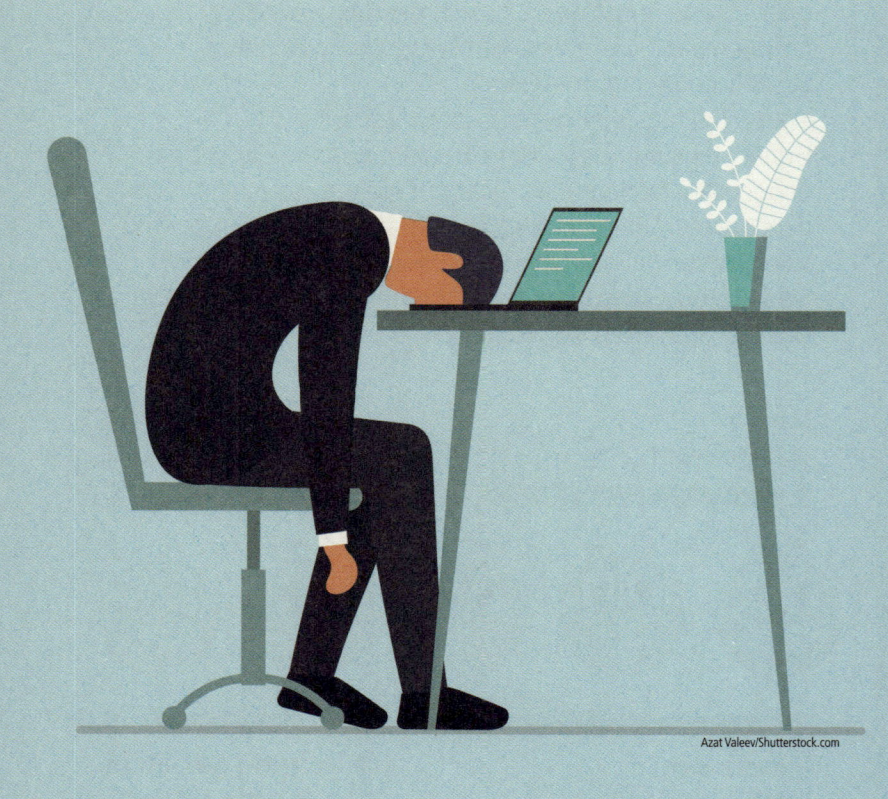

Azat Valeev/Shutterstock.com

- Haben Sie in der Nacht andere Wahrnehmungen gemacht? (Schlafwandeln, Albträume, etc.)
- Gab es äußerliche Faktoren, die ihren Schlaf gestört haben (z.B. Lärm, Licht …) oder hat sich Ihre Schlafumgebung geändert (z. B. auf Reisen)
- Wenn möglich fragen Sie einen nahen Menschen nach weiteren Auffälligkeiten. Das kann zum Beispiel ihr Lebenspartner sein, aber auch – falls Sie im Krankenhaus oder einem Pflegeheim liegen – ihr Mitbewohner oder Pflegepersonal.

Wenn Sie aufgrund von Schlafproblemen einen Arzt aufsuchen, werden weitere Frage gestellt oder Untersuchungen angeordnet, um dem Problem auf den Grund zu gehen.

- Viele Medikamente und medizinische Substanzen haben Auswirkungen auf den Schlaf. Daher werden alle rezeptpflichtigen und rezeptfreien Medikamente erfasst, die Sie aktuell einnehmen oder bis vor Kurzem eingenommen haben.
- Der Konsum von Genuss- und Suchtmitteln wie Alkohol, Nikotin und anderen Drogen kann auch schon in geringen Mengen den Schlaf beeinträchtigen. Sie werden daher gefragt werden, ob sie Genuss- und Suchtmittel konsumieren, oder ob sich daran in letzter Zeit etwas geändert hat, denn auch ein Entzug kann Schlafprobleme bereiten. Die ehrliche Beantwortung dieser Fragen hilft wesentlich, ihren Schlafproblemen auf den Grund zu gehen.
- Nachtarbeit, ein häufiger Jetlag, oder eine andauernde Lärmbelastung während der Nacht und anderen Faktoren, die den Biorhythmus und die Schlafhygiene stören, werden ebenfalls erhoben.
- Rund 80 Prozent aller psychiatrischen Erkrankungen wie Depressionen und Angststörungen gehen mit

Schlafstörungen einher, daher wird ihre Ärztin auch hier nach möglichen Ursachen suchen.

- Mögliche Erkrankungen des zentralen und peripheren Nervensystems müssen erfasst werden, denn auch sie können mit Schlafstörungen verbunden sein. So wird ihr Arzt zum Beispiel nach neurologischen Erkrankungen fragen. Dazu gehören zum Beispiel Migräne, häufige Kopfschmerzen, Epilepsie oder Schlaganfälle sowie Verletzungen im Schädel-Hirn-Bereich. Bei Verdacht sind auch weitere Untersuchungen zum Vorliegen von Demenz, Parkinson oder Multipler Sklerose möglich.
- Aufschlussreich ist es außerdem, wenn ein Partner, Mitbewohner oder Pfleger angeben kann, ob Sie in der Nacht schnarchen und ob es bei Ihnen zu Unterbrechungen in der Atmung kommt, oder ob Sie in der Nacht die Beine bewegen.
- Bei entsprechender Verdachtsdiagnose können weiterführende Untersuchungen wie ein EEG (Elektroenzephalografie) oder ein Langzeit-EEG angeordnet werden. Dabei handelt es sich um eine Untersuchungsmethode, bei der die elektrische Aktivität der Hirnrinde über Elektroden gemessen wird. Auch bildgebende Verfahren wie Computertomografie oder Magnetresonanztomografie können durchgeführt werden.
- Bestimmte Laborparameter können ebenfalls wichtige Hinweise auf die Ursache einer Schlafstörung geben. Dazu gehören zum Beispiel Diabetes- oder Schilddrüsenparameter, Nierenwerte oder bestimmte Elektrolyte im Blut. Ihr Arzt wird die passenden Parameter auswählen und eine Laboruntersuchung anordnen.

So geht Ihr Arzt
den Beschwerden auf den Grund

Neben dem Schlaftagebuch kann auch ein Schlaffragebogen zum Einsatz kommen. Es gibt unterschiedliche Fragebögen zum gestörten Schlaf und welcher für Sie infrage kommt, richtet sich nach den wichtigsten Symptomen der Schlafstörung. So kommt beispielsweise bei der sogenannte „Epworth Sleepiness Scale" (ESS) vor allem zum Einsatz, um den Grad der Tagesschläfrigkeit abzuschätzen. Anhand weniger Fragen wird hier beurteilt, wie hoch die Wahrscheinlichkeit ist, tagsüber in bestimmten Situationen einzuschlafen – so etwa vor dem Fernseher, beim Lesen, im Auto oder nach dem Mittagessen.

Ausführlicher ist der Pittsburgh Schlafqualitätsindex (PSQI), der vor allem die Schlafqualität beurteilt. Er enthält 19 Fragen zur Selbstbeurteilung und fünf Fragen zur Fremdbeurteilung. Das „Landecker Inventar für Schlafstörungen" (LISST) wird zur Abklärung körperlicher Ursachen von Schlafstörungen eingesetzt und beinhaltet Fragen zu Erkrankungen, zur Medikamenteneinnahme und zum Konsum von Alkohol oder Drogen, er kann besonders breit angewandt werden.

Der „Fragebogen zur Erfassung von Persönlichkeitsmerkmalen bei Schlafstörungen" (FEPS) legt einen Schwerpunkt auf psychologische und psychiatrische Faktoren im Zusammenhang mit Schlafstörungen.

Bei allen Schlafstörungen ist eine körperliche Untersuchung ein wichtiger Bestandteil zur Erfassung der Krankengeschichte. So kann der behandelnde Arzt Untersuchung von Kopf und Hals, Herz und Lunge oder weitere neurologische Untersuchung durchführen oder anordnen. Mit Hilfe eines Geräts, das am Handgelenk oder Fußgelenk getragen werden kann, der sogenannten „Aktigraphie" werden Aktivitäts- und Ruhezyklen erfasst. So lassen sich zum Beispiel Schlaf-Wach-Rhythmen erfassen oder die Dauer von Schlafperioden und Schaltpausen über Tage bis Wochen aufzeichnen.

Was passiert im Schlaflabor?

Ihr Arzt kann aufgrund der Krankengeschichte und Ihrer Symptome auch die Überweisung in ein Schlaflabor veranlassen. Hier werden Schlaf und mögliche krankhafte Veränderungen objektiv erfasst. Viele Erkrankungen, die durch Schlaftagebuch, Fragebögen oder körperliche Untersuchungen nicht mit ausreichender Sicherheit festgestellt werden können, können im Schlaflabor entdeckt und weiter untersucht werden.
Ein Schlaflabor ist ein speziell ausgestattetes Krankenzimmer, das über eine Vielzahl an Geräten verfügt, die bestimmte Kör-

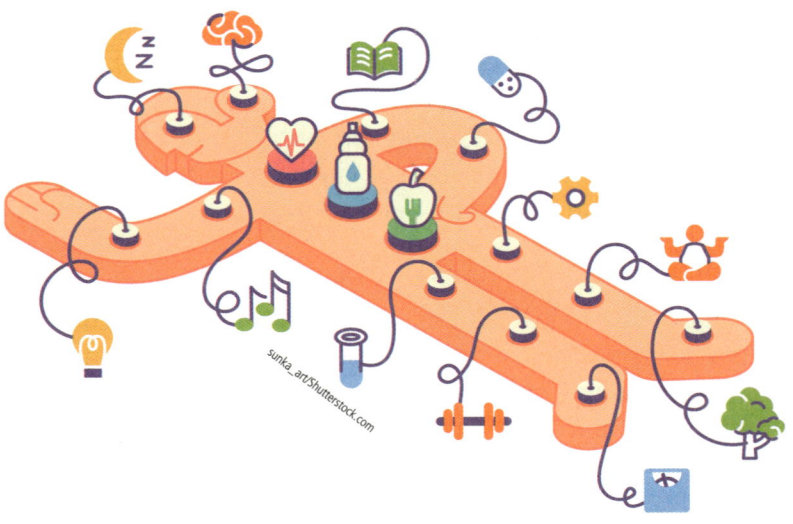

sunka_art/shutterstock.com

… Träume sich nicht vermessen lassen, dennoch erleben wir dabei mit allen Sinnen? In der Wissenschaft ist das „Träumen" klar definiert als eine psychische Aktivität während des Schlafes. Der Traum oder Traumbericht ist die Erinnerung an die psychische Aktivität während des Schlafes.

Auch wenn Herzschläge oder Augenbewegungen aufgezeichnet werden können, erfahren Forscher vom Inhalt eines Traumes nur durch die Erzählungen von Betroffenen.

Meist erinnern wir uns an Träume, die sehr unangenehme Inhalte haben. Fast in allen Träumen spielt der Schlafende selbst die Hauptrolle und hat häufig Erlebnisse, die in der Realität nicht möglich sind. Dabei kann es auch dazu kommen, dass man nachts aufschreckt und aus dem Schlaf gerissen wird. Personen, die nicht gut schlafen und nachts häufiger aufwachen, erinnern sich meist öfter an ihre Träume.

Welche Rolle das Träumen tatsächlich spielt, ist noch nicht ausreichend erforscht. Experten gehen davon aus, dass sie helfen, Erlebtes zu verarbeiten, einzuordnen und abzuspeichern und damit auch Probleme zu lösen. Auch für das Abspeichern von Gedächtnisinhalten dürfte Träumen eine wichtige Rolle spielen.

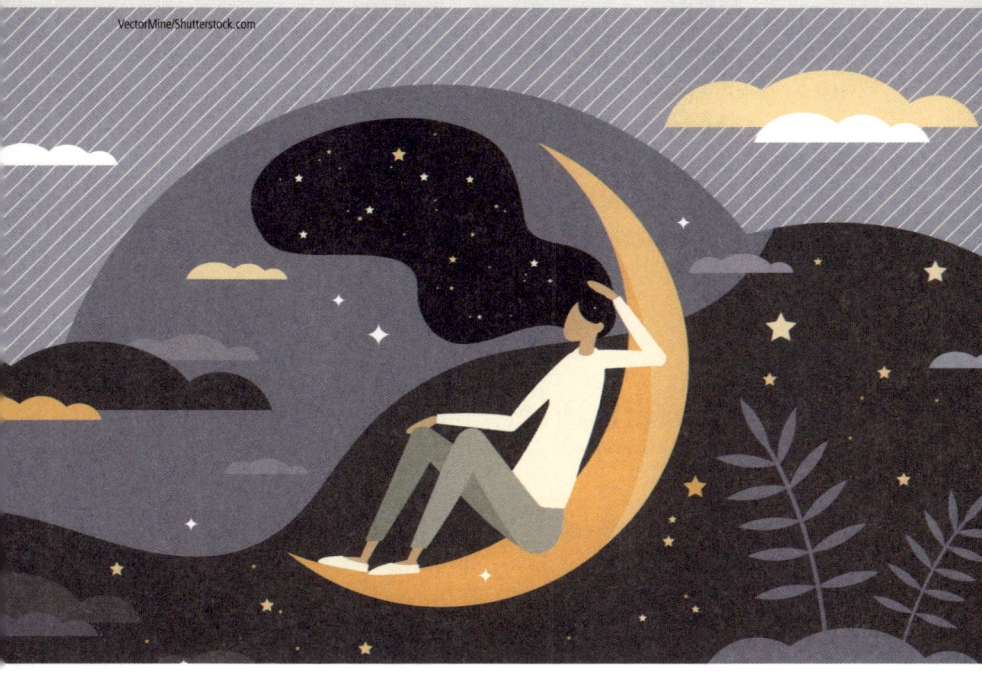

VectorMine/Shutterstock.com

perfunktionen messen und aufzeichnen können. So zum Beispiel die Gehirnaktivität (mit Hilfe des Elektroenzephalogramms – EEG), die Bewegungen der Augen (mit Hilfe des Elektrookulogramms – EOG), die Aktivität der Muskeln (mit Hilfe des Elektromyogramms – EMG), der Herzrhythmus (mit Hilfe eines Elektrokardiogramms –EKG), die Bewegungen der Beine, die Lage des Körpers, Geräusche beim Atmen oder die Atemströmung sowie die Sauerstoffsättigung im Blut. Um diese Untersuchung durchzuführen, ist es erforderlich ein bis drei Tage stationär in einem Schlaflabor aufgenommen zu werden.

Etwa eine Stunde vor dem Einschlafen werden dem Patienten an bestimmten Körperstellen Elektroden aufgeklebt. Zur Abklärung von Schnarchen oder schlafbezogenen Atmungsstörungen werden eine Nasenkanüle, ein Atemsensor und ein Schnarchmikrofon verwendet. Über Brust und Bauch werden Atemgurte befestigt, die Atembewegungen aufzeichnen. Puls und Sauerstoffsättigung werden über ein Pulsoxymeter gemessen, das am Finger befestigt ist.

Wir schlafen nicht jede Nacht gleich gut und die ungewohnte Situation im Labor kann zusätzlich das Bild verzerren, daher kann es schon vorkommen, dass der Aufenthalt im Schlaflabor wiederholt wird.

Eine Liste der Schlaflabore finden Sie unter https://schlaf medizin.at/de/akkreditierte-schlaflabore/ oder im Anhang.

Kleines Lexikon der Schlafmedizin

Aktigraphie

Aufzeichnung von Aktivitäts- und Ruhephasen über ein Messgerät an Hand- oder Fußgelenken. Die Aufzeichnung erfolgt über mehrere Tage, jeweils 24 Stunden. Die Daten werden am Computer ausgewertet. Das Messgerät wird als Aktigraph oder Aktometer bezeichnet.

Polysomnografie (PSG)

Die Bezeichnung für verschiedene Messungen von Körperfunktionen, die während der Untersuchung in einem Schlaflabor durchgeführt werden. Die zahlreichen Messdaten, die über verschiedene Untersuchungen erfasst werden – EEG, EOG, EMG, Herzrhythmus, Bewegungen, Körperlage, Atemgeräusche etc. – erlauben es, ein für diese Person eigenes Schlafprofil zu erstellen. Daraus und aus zusätzlichen Informationen wie etwa dem Schlaftagebuch oder Daten aus Fragebögen lässt sich von einer geschulten Schlafmedizinerin ableiten, ob und an welcher Schlafstörung die untersuchte Person leidet.

Polygrafie

Die „kleine Form" der Polysomnografie. Dabei erhält der Patient ein tragbares Gerät von seinem Arzt und kann damit eine Reihe von Aufzeichnungen während des Schlafens zu Hause durchführen. Zu diesen Messungen gehört eine Aufzeichnung des Herzschlags, die Sauerstoffsättigung im Blut und Atembewegungen. Eine Polygrafie wird besonders dann durchgeführt, wenn die betreuende Ärztin einen Verdacht auf Atemstörungen während des Schlafes hat. Manche Messungen, wie etwa ein EEG, sind damit nicht möglich. Die Daten werden durch einen geschulten Arzt ausgewertet und interpretiert. Der Vorteil der Messung zu Hause ist, dass das Schlafumfeld für den Patienten gewohnter ist und die Messung dadurch weniger Störungen aufweist.

EEG

Elektroenzephalogramm; misst die elektrische Aktivität des Gehirns; der behandelnde Arzt deutet die Form, Frequenz und Amplitude der aufgezeichneten Wellen.

EKG

Elektrokardiogramm; misst die elektrische Aktivität des Herzens. Mit Klebeelektroden werden die elektrischen Ströme über dem Herzen abgeleitet und auf einem Elektrokardiogramm aufgezeichnet. Der behandelnde Arzt deutet die Form, Frequenz und Amplitude der aufgezeichneten Wellen. Das EKG gibt Aufschluss über den Herzrhythmus, die Durchblutung des Herzens und mögliche Veränderungen am Herzmuskel.

EOG

Elektrookulografie; ist eine Aufzeichnung der Augenbewegungen. Sie hilft die verschiedenen Stadien des Schlafes, wie z.B. den REM-Schlaf vom Non-REM-Schlaf, zu unterscheiden und dient als Zusatzinformation bei der Interpretation des EEG.

EMG

Elektromyografie; ist eine Aufzeichnung der Muskelaktivität zum Beispiel der Beine oder der Kaumuskulatur.

Periphere arterielle Tonometrie (PAT)

Erfasst wird die Pulswelle, die in den kleinen Arterien an den Fingerkuppen mit jedem Herzschlag ankommt. Die Beschaffenheit der Pulswelle gibt Auskunft über die Aktivität des Sympathikus, das ist jener Teil des Nervensystems, der für die Aktivierung des Körpers und Leistungssteigerung zuständig ist.

Pulsoxymetrie

Misst die Sauerstoffsättigung des Blutes und die Herzfrequenz. Die Sauerstoffsättigung gibt an, wie viel Sauerstoff im roten Anteil des Blutes (Hämoglobin) vorhanden ist. Das Hämoglobin befindet sich in den roten Blutkörperchen, die den Sauerstoff in der Lunge aufnehmen und ihn im Körper zu den Zellen transportieren, wo er gebraucht wird. Die Sauerstoffsättigung wird in Prozent angegeben. Ein Wert ab 95 Prozent gilt bei gesunden Menschen als „normal". Patienten mit atembezogenen Schlafstörungen haben während sie schlafen häufig eine Sauerstoffsättigung unter 90 Prozent.

Alle genannten Messungen sind schmerzfrei und ungefährlich.

Wichtige Schlafstörungen im Überblick

Einmal schlecht geschlafen, bedeutet noch nicht, dass ein gesundheitliches Problem vorliegt. Wenn Schlafstörungen aber zum Dauerzustand und belastend werden, können diese sehr wohl die Gesundheit gefährden. Insomnie ist die Bezeichnung für einen krankhaft gestörten Schlaf in Form von Ein- und Durchschlafstörungen, die mindestens einen Monat anhalten. Betroffene sind untertags in ihrer Leistungsfähigkeit und in ihrem Wohlbefinden eingeschränkt. Wer über einen längeren Zeitraum an einer Insomnie leidet, hat ein höheres Risiko für Folgeerkrankungen, wie zum Beispiel Bluthochdruck, Herzinfarkt, Herzversagen, Gewichtszunahme (Adipositas), Diabetes, Depressionen oder Demenz. Auch das Unfallrisiko am Arbeitsplatz oder im Straßenverkehr ist bei Menschen mit Insomnie erhöht.

Diese Folgeerkrankungen führen dazu, dass die Lebensqualität der Betroffenen aber auch ihrer nahen Angehörigen oft erheblich eingeschränkt ist. Gleichzeitig entstehen hohe Kosten für die Volkswirtschaft: zum Beispiel durch eine verminderte Leistungsfähigkeit am Arbeitsplatz, häufigere Krankenstände und Unfälle. Insomnien müssen nicht unbedingt erkennbare Ursachen haben, häufig sind sie aber Folge körperlicher Leiden wie zum Beispiel chronischer Schmerzen, Atemwegserkrankungen aber auch Allergien oder Hautausschlägen. Auch psychische und neurologische Erkrankungen führen häufig dazu, dass auch der Schlaf empfindlich gestört ist, wichtige Beispiele dafür sind der Schlaganfall, Angststörungen, Depressionen oder ein chronisches Erschöpfungssyndrom. Viele Medikamente, Drogen und Genussmittel können sich auf den Schlaf auswirken, genauso aber auch das plötzliche Absetzen vieler Medikamente und anderer Substanzen. In der Medizin wird im Wesentlichen von einer akuten Insomnie (Kurzzeit-Insomnie) gesprochen, wenn die Schlafstörung mindestens vier Wochen andauert, und einer langandauernden Insomnie (chronische Insomnie), wenn die Schlafstörung mindestens drei Monate andauert. Folgende Beschwerden treten häufig auf:

• Für Betroffene ist es schwierig, einzuschlafen oder durchzuschlafen, oder sie empfinden den Schlaf als nicht erholsam.

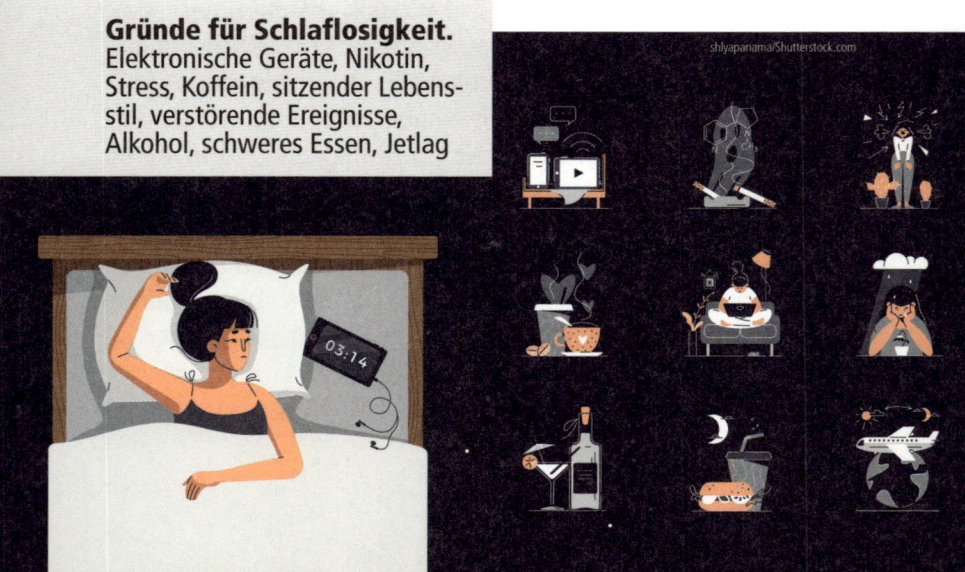

Gründe für Schlaflosigkeit.
Elektronische Geräte, Nikotin, Stress, Koffein, sitzender Lebensstil, verstörende Ereignisse, Alkohol, schweres Essen, Jetlag

- Betroffene erwachen sehr früh und können nicht mehr einschlafen.
- Betroffene sind müde, fühlen sich unwohl und erschöpft.
- Die Aufmerksamkeit und die Merkfähigkeit sowie die Leistungsfähigkeit am Tag sind eingeschränkt.
- Es kommt zu sozialen Einschränkungen, wie weniger Kontakt zu Freunden, zu einer reduzierten Leistungsfähigkeit am Arbeitsplatz.
- Es kommt aufgrund der Schlafstörung zu körperlichen und psychischen Beschwerden oder sogar zu Folgekrankheiten.
- Die Schlafstörungen führen dazu, dass dauerhaft Medikamente oder Genussmittel eingenommen werden.
- Betroffene sind weniger motiviert und antriebslos, leiden stark darunter, in der Nacht nicht schlafen zu können und unter der Müdigkeit am nächsten Tag.

INFO

Bei chronischen Insomnien treten die Beschwerden mindestens drei Mal pro Woche über einen Zeitraum von mehr als drei Monaten auf.

Die genannten Störungen können aber auch nur über kurze Zeit auftreten, danach über Monate besser werden, und schließlich wieder zurückkehren. Auslöser können sogenannte „Stressoren" sein – das sind Ereignisse, die vorübergehend Stress verursachen. Fällt dieser Stressor weg, ist meistens auch die Schlafstörung behoben. Typische Stressoren können zum Beispiel Prüfungen, Operationen, Todesfälle, der Umzug oder der Wechsel des Arbeitsplatzes ein.

Weitere Insomnien, die weder chronisch und nur kurzfristig sind, können damit zusammenhängen, dass Menschen mehr Zeit im Bett verbringen, oder einfach kurze Schlafzeiten haben. Wenn beide Extreme nicht zu einer Einschränkung am Tag führen und auch subjektiv die Lebensqualität nicht verschlechtern, werden diese auch nicht als „Krankheit" oder Schlafstörung betrachtet. Beispiele sind etwa Menschen, die in ihrem Tagesablauf einfach die Möglichkeit haben, viel zu schlafen. Häufig tritt das Phänomen vorübergehend auf, wenn man in den Ruhestand wechselt oder seinen Job verliert. Meist pendelt sich aber der Schlaf-Wach-Rhythmus nach einer bestimmten Zeit wieder ein.

Die Kurzzeitschläfer, das Gegenteil, kommen oft nur mit wenigen Stunden Schlaf aus. Nachdem das Schlafbedürfnis der Menschen sehr individuell ist und es keine vorgegebene Mindestschlafzeit gibt, können manche Menschen auch mit nur fünf oder sechs Stunden Schlaf pro Nacht auskommen. Solange das zu keinen Einschränkungen am Tag führt oder die Betroffenen nicht darunter leiden, liegt keine Krankheit oder Schlafstörung im medizinischen Sinn vor.

Zu diesen üblichen Formen gibt es besondere Arten der Insomnien:

- **Insomnie im Rahmen fehlender Schlafhygiene.** Ursachen können zum Beispiel unregelmäßige Schlafenszeiten, häufiges Schlafen am Tag oder Stress und Anspannung sein. In der Regel handelt es sich dabei um bestimmte Angewohnheiten, die zu Schlafstörungen führen.
- **Psychophysiologische Insomnie.** Bei manchen Menschen löst schon allein die Vorstellung, zu Bett zu gehen, unangenehme Vorstellungen, Sorgen und Angst aus. Hinzu kommt häufig noch die Angst aufgrund des Schlafmangels am nächsten Tag nicht leistungsfähig zu sein.
- **Paradoxe Insomnie.** Patienten, deren Wahrnehmung über den eigenen Schlaf gestört ist. Sie meinen, dass sie Beschwerden einer Schlafstörung aufweisen, aber objektiv können keine dieser Kriterien gemessen werden, manche schlafen sogar besonders gut.

Neben den Insomnien kennt die Medizin noch weitere Arten von Schlafstörungen. Hier ein kurzer Überblick, mehr Informationen finden Sie auf den folgenden Seiten.

Schlafbezogene Atmungsstörungen

Hier gehört das sogenannte obstruktive Schlafapnoesyndrom (OSAS) und das zentrale Schlafapnoesyndrom bei Kindern dazu. Sie sind dadurch gekennzeichnet, dass die Atmung während des Schlafens gestört ist.

Hypersomnien

Hier steht eine massive Tagesschläfrigkeit im Vordergrund. Zu den Hypersomnien gehört die Narkolepsie, das Kleine-Levin-Syndrom und das Schlafmangelsyndrom.

Störungen des zirkadianen Schlaf-Wach-Rhythmus

Diese Art der Schlafstörung ist dadurch gekennzeichnet, dass der innere Schlaf-Wach-Zyklus der betroffenen Person und der Tagesablauf aus dem Takt geraten sind.

Parasomnien

Unter den Parasomnien fasst man Schlafwandeln, Nachtschreck, bestimmte Albträume und verwirrtes Erwachen zusammen.

Schlaf-bezogene Bewegungsstörungen

Auch unwillkürliche Bewegungen können den gesunden Schlaf stören, ihre bekanntesten Vertreter sind das sogenannte „Restless-Legs-Syndrom", nächtliche Beinkrämpfe und Zähneknirschen im Schlaf.

In allen Fällen entwickelt sich eine chronische Insomnie aus einer Kurzzeit-Insomnie, wenn Schlafstörungen über viele Wochen und Monate sich nicht bessern, oder nicht behandelt werden. Das führt dazu, dass die Schlafstörungen dann auch vorhanden bleiben können, wenn der ursprüngliche Grund – zum Beispiel ein stressauslösendes Ereignis – wegfällt.

Wie viele Menschen in Österreich von Schlafstörungen betroffen sind, lässt sich schwer in Zahlen fassen. Viele Menschen schlafen zwar schlechter, aber nur ein Bruchteil sucht deswegen medizinische Hilfe. Oft werden Schlafstörungen nicht als solche erkannt. Die aktuelle Pandemie (mehr dazu auf ▶ Seite 52) scheint die Situation verstärkt zu haben. Insgesamt belegen Studien, dass Frauen, insbesondere um die Wechseljahre herum, häufiger von Schlafstörungen betroffen sind als Männer. Auch Persönlichkeitsmerkmale, Alter, Bildung, das soziale Umfeld oder das Vorliegen von Schlafstörungen in der der Familie sind mögliche Risikofaktoren.

Wie wird eine Insomnie festgestellt und behandelt?

Eine Schlafstörung hat häufig nicht nur eine Ursache und ist auch oft nicht einfach abzugrenzen. Daher braucht es oft geschulte Schlafmediziner oder die Zusammenarbeit von Ärztinnen aus vielen Fachdisziplinen, wie der Inneren Medizin, der Neurologie, der Psychiatrie, der Hals-Nasen-Ohrenheilkunde, der Psychologie oder der Psychotherapie. Wenn organische oder psychische Erkrankungen, die Einnahme bestimmter Medikamente oder der Missbrauch von Drogen ausgeschlossen werden können, so wird der behandelnde Arzt weitere Untersuchungen vornehmen (mehr dazu auf ▶ Seite 83).

Wer bei sich selbst beobachtet, dass der eigene Schlaf nicht erholsam ist, sollte sich in einem ersten Schritt Wissen über gesunden Schlaf und Schlafhygiene aneignen (mehr dazu auf ▶ Seite 18ff). Wer über ausreichend Informationen zu schlafförderlichen und schlafstörenden Verhaltensweisen verfügt, kann häufig schon selbst viel im eigenen Umfeld verändern, um die Situation zu verbessern. Das heißt nicht, dass es immer einfach ist, eingelernte Verhaltensweisen zu verändern. Der Mensch ist ein Gewohnheitstier, wer gewohnt ist, im Bett fernzusehen, stundenlang im Internet zu surfen oder E-Mails zu beantworten, wird diese Gewohnheit nicht innerhalb weniger Tage verändern. Haben Sie Geduld mit sich und setzen Sie sich kleine und realistische Ziele (mehr dazu auf ▶ Seite 126f). Halten Sie diese kleinen Ziele über mehrere Wochen ein und setzen sich dann erst neue! Ihre neuen Gewohnheiten werden sich nicht nur auf den Schlaf positiv auswirken!

Dennoch sollten Sie sich nicht davor scheuen, zeitgerecht Hilfe in Anspruch zu nehmen, damit eine mögliche Schlafstörung nicht chronisch wird. Für viele Menschen kann es in schwierigen Lebenssituationen auch schon hilfreich sein, sich mit anderen auszutauschen, die einander gegenseitig weiterhelfen.

In Österreich gibt es zu vielen verschiedenen Themen und Erkrankungen Selbsthilfegruppen. Sie bieten in allen Bundesländern Unterstützung, Austausch und Beratung an. Selbsthilfegruppen sind freiwillige Zusammenschlüsse von Menschen, die sich in einer ähnlichen Lebenssituation befinden. Sie möchten ihre Krankheit und die Folgen wie psychische und soziale Probleme besser zu bewältigen. Auch die Angehörigen sind ein wichtiger Teil einer Selbsthilfegruppe. Im Mittelpunkt steht der Wunsch, die persönlichen Lebensumstände mit Hilfe der Gruppe besser zu bewältigen. Die Teilnahme an Gruppentreffen ist kostenlos. Es gibt keine übergeordneten „Selbsthilfegruppenregeln" wie ein Treffen einer Selbsthilfegruppe ablaufen soll oder welche Themen besprochen werden sollen. Jede Gruppe gestaltet ihre Regeln und ihre Treffen individuell und in eigener Verantwortung. Es werden

Fachthemen und private Themen besprochen. Man gibt sich Tipps im Umgang mit der Bürokratie, unternimmt gemeinsam Ausflüge oder spricht über das Erlebte. Viele Selbsthilfegruppen laden auch Vertreter von Gesundheitsberufen zu Vorträgen ein.

TIPP

Ob der Besuch einer Selbsthilfegruppe für Sie hilfreich sein kann, können nur Sie selbst entscheiden. Probieren Sie es einfach aus und informieren Sie sich, wo es in Ihrer Nähe Gruppentreffen gibt! Ein Verzeichnis von Dachorganisationen in den Bundesländern finden Sie auf www.oekuss.at. Die Selbsthilfegruppe Schlafapnoe Österreich (SSOE) erreichen Sie unter www.ssoe.at bzw. unter der E-Mail-Adresse info@ssoe.at.

Expertengespräch mit …

… Priv.-Doz. Dr. **Stefan Seidel**, PD, Facharzt für Neurologie, Leiter der Ambulanz für Schlafstörungen und schlafassoziierte Störungen, AKH Wien, www.seidel-neurologie.com

Wie verbreitet sind Schlafstörungen in der Bevölkerung?

Diese Frage ist nicht so einfach zu beantworten, denn es gibt unterschiedliche Formen von Schlafstörungen. Viele verstehen darunter hauptsächlich die Insomnie. Sie umfasst Ein- und Durchschlafstörungen sowie das frühzeitige Erwachen und eine gestörte Befindlichkeit untertags. Umfragedaten aus Österreich belegen, dass knapp zehn Prozent der Bevölkerung darunter leiden. Je nachdem, wie man die Kriterien ansetzt, sieht man, dass durchaus bis zu 18 Prozent der Bevölkerung von Insomnie-Symptomen betroffen sind. Das deckt sich auch relativ gut mit internationalen Daten.

Weitere Schlafstörungen sind Schlaf-Wach-Rhythmusstörungen, Narkolepsie oder das Restless-Legs-Syndrom. Manche davon, wie etwa die Narkolepsie, treten sehr selten auf, daher sind sie wenig bekannt und werden oft nicht oder sehr spät erkannt und entsprechend behandelt.

Was konkret unterscheidet eine Schlafstörung von „schlecht geschlafen"? Das heißt, wann sollte man einen Arzt aufsuchen und an eine Behandlung denken?

Einer der wesentlichen Punkte ist der Zeitfaktor. Die Medizin spricht erst ab einer Dauer von drei Monaten von einer chronischen Insomnie. Vorher kann es aber auch immer für kurze Zeitspannen zu Schlafstörungen kommen, der sogenannten Kurzzeitinsomnie. Ein zusätzlicher wichtiger Faktor der Unterscheidung ist die eingeschränkte Lebensqualität tagsüber: Zu der Dauer muss also auch noch dazukommen, dass man sich tagsüber sehr müde fühlt, abgeschlagen ist und an abgeflachten Affekten, das sind Gemütszustände, leidet. Man kann sich nicht freuen, ist gestresst und hat zusätzlich vegetative Symptome. Dazu zählt zum Beispiel höherer Puls, man hört in den Ohren das Blut rauschen oder man schwitzt und ist kribbelig.

Viele der Symptome treten aber auch auf, wenn man unter Druck steht. Woher weiß nun der Betroffene, ob er bloß Stress hat oder an einer Schlafstörung leidet?

Es ist richtig, dass die Diagnose nicht so einfach auf den ersten Blick zu stellen ist. Viele dieser Erkrankungen treten auch manchmal gemeinsam auf. Daher gilt es, in einem ausführlichen Arzt-Patienten-Gespräch die Probleme genau und umfassend zu hinterfragen und der Sache auf den Grund zu gehen. Depressionen, Burnout oder auch die Wechseljahre bei Frauen gehen meist mit Schlafstörungen einher. Frauen sind häufig in Zeiten von Hormonumstellungen von schlechterer Schlafqualität betroffen. Oft ist das nur Schwitzen, der leichte und unterbrochene Schlaf nur vorübergehend, es kann aber auch zu einer chronischen Schlafstörung werden.

Kurz gesagt: Schlaf ist ein herausforderndes Feld, denn viele Aspekte müssen dabei berücksichtigt werden. Es geht nicht nur um das Wissen aus der Neurologie, sondern auch aus der Gynäkologie, der Inneren Medizin oder der Psychologie. Weil es auf den ersten Blick oft nicht so einfach ist, gleich eine Lösung zu finden, führt das leider auch oft dazu, dass sich viele Scharlatane in diesem Feld tummeln. Es werden Produkte und schnelle Lösungen angeboten – von der Messung und Behandlung von vermeintlichen Mangelzuständen bis hin zu speziellen Kissen oder Matratzen –, die aber den Betroffenen dann auch nicht wirklich helfen.

Wie findet man nun den richtigen Arzt?

Wie schon erwähnt, findet man im Internet ganz viele selbsternannte Schlafexperten. Verlassen kann man sich zum Beispiel auf Ärzte, die bei der Österreichischen Ärztekammer eine Zusatzspezialisierung im Bereich Schlafmedizin gemacht haben. Dazu ist auch die Arbeit in einer Schlafambulanz und Schlaflabor erforderlich. Das heißt, diese Ärzte haben schon Erfahrung mit dem Thema. Auch die Österreichische Gesellschaft für Schlafmedizin kann Auskunft darüber geben, welche Ärzte auf dem Gebiet der Schlafmedizin Erfahrung haben.

Der erste Ansprechpartner ist bei den meisten Menschen der Hausarzt. Hier bemühen wir uns um regelmäßige Fortbildungsangebote, denn wir wissen, dass die wichtigste Säule in der Behandlung von Schlafstörungen die Erhebung der Krankengeschichte ist, also ein sehr, sehr ausführliches Gespräch zwischen dem Arzt und dem Patienten.

Die zweite wichtige Säule ist, dass eine Behandlung von Schlaf-störungen nie nur aus Medikamenten bestehen kann! Meine Erfahrung ist, dass medikamentöse Therapien zum Beispiel bei Patienten mit Insomnie kaum einen anhaltenden Effekt haben. Sie wirken unter Umständen rasch, aber nur kurzfristig. Begleitend ist immer eine Verhaltenstherapie erforderlich und das erfordert viel Zeit und Arbeit und braucht genaue Anleitung.

Wer ist besonders betroffen?

Neurologische Erkrankungen wie Schlaganfälle, Multiple Sklerose, Demenz oder Parkinson gehen häufig mit Schlafproblemen einher. Hier sind oft die Zeitgeber tagsüber besonders hilfreich, um den Nachtschlaf zu verbessern: das heißt viel Tageslicht, ein strukturierter Tagesablauf und eventuell die zusätzliche Gabe von Melatonin. Ältere Menschen erkranken häufiger an Grauem Star und dies kann auch Schlafstörungen verstärken, denn in diesem Fall trifft weniger Licht auf die Netzhaut und die Stabilität des Tag-Nacht-Rhythmus kann dadurch verschlechtert werden. Auch Menschen, die immobil sind, etwa im Alter oder nach einem Unfall, schlafen häufig schlechter.
Bei ganz jungen Menschen beobachten wir oft einen überaus gestörten Tag-Nacht-Rhythmus. So zeigen etwa Umfragedaten aus den USA, dass bis zu 80 Prozent der Kinder und Jugendlichen zu wenig Schlaf für ihr Alter bekommen. Das kann fatale Folgen haben, denn wir wissen, dass damit das Risiko für Stoffwechsel-störungen und Übergewicht signifikant erhöht wird. Gerade für diese Zielgruppe haben wir noch sehr wenige Schlafexperten!

Hat die Pandemie die Schlafprobleme verschärft?

Gesundheitlich betroffen von der Pandemie sind tatsächlich nicht nur jene, die an Covid-19 erkrankt sind, sondern auch alle anderen. Die Einschränkung der sozialen Kontakte, der Mangel an Bewegung und damit die Gewichtszunahme sowie die Un-

Medikamente gegen Schlafstörungen können nur die Symptome, aber nicht die Ursachen behandeln. Daher wird Ihre Ärztin oder Therapeutin idealerweise andere Möglichkeiten ausschöpfen, um mit Ihnen gemeinsam das vorliegende Schlafproblem zu lösen, bevor sie Schlafmittel verschreibt. Voraussetzung für die Verschreibung passender Schlafmittel ist, dass die Schlafstörung zuerst von einem geschulten Arzt klar als solche erkannt und sorgfältig abgeklärt wurde. Verschrieben wird dann die kleinstmögliche Dosis für eine möglichst kurze Dauer. Schlafmittel sind keine Langzeittherapie und dürfen keinesfalls ohne Verschreibung durch die Ärztin eingenommen werden! Auch dürfen Schlafmittel nicht ohne Rücksprache abgesetzt werden – das kann zu verstärkten Schlafproblemen führen. Wichtig ist auch, dass Sie mit Ihrem Arzt mögliche Nebenwirkungen und Wechselwirkungen mit anderen Medikamenten, die sie vielleicht schon einnehmen, besprechen. Das „ideale Schlafmittel" hat eine hohe Wirksamkeit und belastet den Körper nur wenig. Es darf möglichst kein Gewöhnungs- und Suchtpotenzial aufweisen und sollte auf die Art der Schlafstörung, auf Ihr Alter, Ihre Lebensumstände und individuellen Bedürfnisse abgestimmt sein. Das „ideale Schlafmittel" ist immer noch jenes, das Sie gar nicht erst benötigen.

sicherheit, die bei vielen zu Unruhe und Stress geführt hat, sind ein Mix an Faktoren, die unsere Schlafqualität massiv beeinträchtigt haben. Zusätzlich gibt es bei den Covid-19-Genesenen eine Reihe von Patienten, die an Schlafproblemen, Müdigkeit und Abgeschlagenheit leiden, wenn die Erkrankung selbst überstanden ist. Das ist nach viralen Infekten nicht ungewöhnlich, kommt aber derzeit gehäuft vor.

Wann überweisen Sie Patienten in ein Schlaflabor?

Ich bin dabei sehr streng, denn zuerst ist es wichtig, viel Zeit mit der Erhebung der Krankengeschichte und dem individuellen Verhalten zu verbringen. Erst wenn ich klare Hinweise auf bestimmte Erkrankungen habe und dazu eine Aussage über das Schlafmuster benötige, dann ist ein Schlaflabor erforderlich. So etwa bei Schlafwandlern oder dem Verdacht auf Narkolepsie.

Derzeit wird das Schlaflabor im stationären Setting von der Sozialversicherung übernommen. Die mobile Schlaflabor-Untersuchung, die man auch zu Hause durchführen kann, wird nicht bezahlt. Grundsätzlich gibt es in Österreich nicht genug Kapazitäten für Schlaflaboruntersuchungen.

Welchen Tipp haben Sie für Menschen, die unter Schlafstörungen leiden?

Es zahlt sich auf jeden Fall aus, dem Problem genau auf den Grund zu gehen!

Schlafbezogene Atmungsstörungen

Schlafapnoe

Bei den schlafbezogene Atmungsstörungen kommt es im Schlaf immer wieder zu kurzen Atemaussetzern. Apnoen sind ungewollte Atempausen von mehr als zehn Sekunden. Gründe dafür sind – eher selten – eine Störung des zentralen Nervensystems oder – häufig – eine Verengung der oberen Atemwege. In diesem Fall spricht die Medizin von einem „obstruktiven Schlafapnoesyndrom" (OSAS). Beim Schlafen erschlafft die Muskulatur im Rachen und die Zunge sinkt zurück. Das blockiert den Atemfluss und weniger Sauerstoff kann in die Lunge kommen. Die Atemaussetzer führen dazu, dass der Sauerstoffgehalt im Blut abnimmt, der Körper unter Atemnot leidet und ein Alarmsignal zum Aufwachen setzt. Häufiges Erwachen führt dazu, dass man sich nachts nicht erholen kann. Erwachsene können fünf oder mehr Apnoen pro Stunde haben. Die Folge können Kopfschmerzen, Konzentrationsstörungen und Müdigkeit sein.

Um nach einem Atemaussetzer wieder genug Sauerstoff in den Kreislauf bringen zu können, muss das Herz verstärkt pumpen. Dadurch steigt der Blutdruck an. Daher haben Schlafapnoe-Betroffene ein höheres Risiko für Bluthochdruck, eine Herzschwäche und Herz-Kreislauf-Erkrankungen wie Schlaganfälle oder Herzinfarkte.

Besonders gefährdet sind Menschen, die übergewichtig sind, viel Alkohol trinken oder bestimmte Medikamente (Schlaf- und Beruhigungsmittel, Betablocker – das sind Medikamente, die bei Herzerkrankungen verschrieben werden) einnehmen. Eine OSAS ist auch häufig bei Menschen zu beobachten, die bestimmte Verformungen im Hals-Nasen- oder Kiefer-Bereich aufweisen. Dazu gehört zum Beispiel ein kurzer Unterkiefer, ein vergrößertes Gaumenzäpfchen oder vergrößerte Mandeln. Auch eine stark verkrümmte Nasenscheidewand kann OSAS verursachen. Daher ist ein Anzeichen einer möglichen OSAS neben der unregelmäßigen Atmung auch sehr lautes Schnarchen.

Wie erfolgt die Diagnose?

Zunächst findet ein ausführliches Gespräch mit der behandelnden Ärztin oder Arzt und eine körperliche Untersuchung statt. Meist wird bereits schon an diesem Punkt von den Betroffenen oder Begleitern von lautem Schnarchen und Atemaussetzern während des Schlafens berichtet und davon, dass die Betroffenen untertags an Schläfrigkeit zu leiden. Wenn aufgrund des Gesprächs und der körperlichen Untersuchung der Verdacht auf eine Atemstörung hoch ist, kann statt einer aufwendigen Polysomnographie (PSG) im Schlaflabor auch eine einfachere Polygraphie zu Hause gemacht werden. Die Betroffenen erhalten dafür ein mobiles Messgerät und können ihre Daten zu Hause erfassen. Dabei wird die Atmung, die Herzfrequenz, die Sauerstoffsättigung im Blut, die Lage im Bett und Geräusche (Schnarchen) aufgezeichnet. Die Polygraphie ist bei ausreichendem Verdacht ein sicheres Verfahren, um eine schlafbezogene Atmungsstörungen zu erkennen. In manchen Fällen, wenn die Diagnose nicht eindeutig ist, muss aber zusätzlich eine Polysomnographie im Schlaflabor gemacht werden.

Wie wird Schlafapnoe behandelt?

Zu Beginn einer jeden Behandlung steht ein Informationsgespräch über mögliche Ursachen einer Schlafapnoe, auch um Faktoren zu finden, welche die Atemstörung begünstigen könnten. In vielen Fällen ist Übergewicht ein Grund für nächtliche Atemaussetzer im Schlaf. Daher ist in diesem Fall die Reduktion des Körpergewichtes und mehr körperliche Aktivität ein erster wichtiger Schritt. Einerseits wird damit die Atemmuskulatur entlastet, die Atemwege bleiben während des Schlafes leichter offen und auch der Atemantrieb wird verbessert.

Wie man sich bettet so liegt man – auch für die Schlafapnoe trifft dies zu. Manche Fälle von Schlafapnoe treten besonders dann auf, wenn man am Rücken liegt. Eine andere Schlafposition kann dann eine Verbesserung bringen. Eine andere Schlafposition, die sich auch während des Schlafes nicht allzu sehr verändert, kann man mittels Lagerungskissen und anderen Hilfsmitteln erreichen. Ob die Lagerung auch wirklich zu einer Reduktion der Atemstörung geführt hat, sollte dann aber mit einer Messung nochmal überprüft werden.

Auch der Genuss von Alkohol und die Einnahme bestimmter Medikamente wie Benzodiazepine können eine Schlafapnoe verschlimmern und sollten, wenn möglich, vermieden werden.

Wenn eine Fehlstellung des Unterkiefers die Ursache für die Schlafapnoe ist, können Bissschienen das Problem lösen. Diese so genannten „Protrusionsschienen" werden von Zahnärzten oder Kieferorthopäden angefertigt. Sie verschieben den Unterkiefer leicht nach vorne, sodass im Rachenraum mehr Platz entsteht und die Atemwege frei werden. Darüber hinaus gibt es Schienen, welche verhindern, dass sich die Zunge in die Atemwege legt.

Die häufigste Therapieform, die bei fast allen Schweregraden einer obstruktiven Schlafapnoe eingesetzt wird, ist die nächtliche Überdruckatmung, im sogenannten CPAP-Verfahren (CPAP steht für Continuous Positive Airway Pressure). Für diese Therapie benötigt man ein spezielles CPAP-Beatmungsgerät und eine Atemmaske, die während des Schlafs getragen wird. Das Gerät unterstützt die natürliche Atmung und hält die Atemwege offen, indem es einen leichten Überdruck erzeugt. Dadurch werden Atemaussetzer verhindert. Erhältlich sind Atemmasken, die auf Mund und Nase getragen werden oder solche, die nur auf der Nase sitzen. Voraussetzung ist, dass die Maske richtig sitzt und auch jede Nacht getragen wird. Ist die Maske undicht, kann Luft in die Augen blasen und es kann zu Entzündungen kommen. Trockene Mund- und Nasenschleimhäute können ebenfalls auftreten. Häufig kommt es zu Beginn der Therapie zu Druckstellen durch die Maske und manchmal auch zu einem Gefühl der Beengtheit. Das Geräusch der Beatmungshilfe kann auch den Schlaf der Partner stören. Patienten berichten jedoch, dass diese Schwierigkeiten nur anfänglich auftreten, wenn das Tragen der Maske noch ungewohnt ist.

Ein weiteres Verfahren der maschinellen Beatmung ist das BIPAP-Verfahren (BIAP steht für Biphasic Positive Airway Pressure). Wie beim CPAP-Verfahren trägt der Patient hier eine Atemmaske, die Beatmungsmaschine kann aber noch genauer auf die Atmung eingestellt werden. BIPAP-Beatmungsmaschinen sind dafür meist größer und teurer als CPAP-Geräte.

Studien haben gezeigt, dass die nächtliche Atemunterstützung zu einer besseren Schlafqualität und Lebensqualität führt. Sie vermindert die Tagesschläfrigkeit, senkt den Blutdruck (BP), und vermindert das Risiko von Unfällen. Vorrausetzung ist allerdings, dass die Therapie konsequent jede Nacht gemacht wird.

Immer kleinere, leichtere und flexiblere Beatmungsgeräte und passendes Zubehör tragen dazu bei, dass die Akzeptanz bei den Trägern laufend verbessert wird. Wichtig ist die gute Betreuung und Aufklärung durch den behandelnden Arzt und auch die

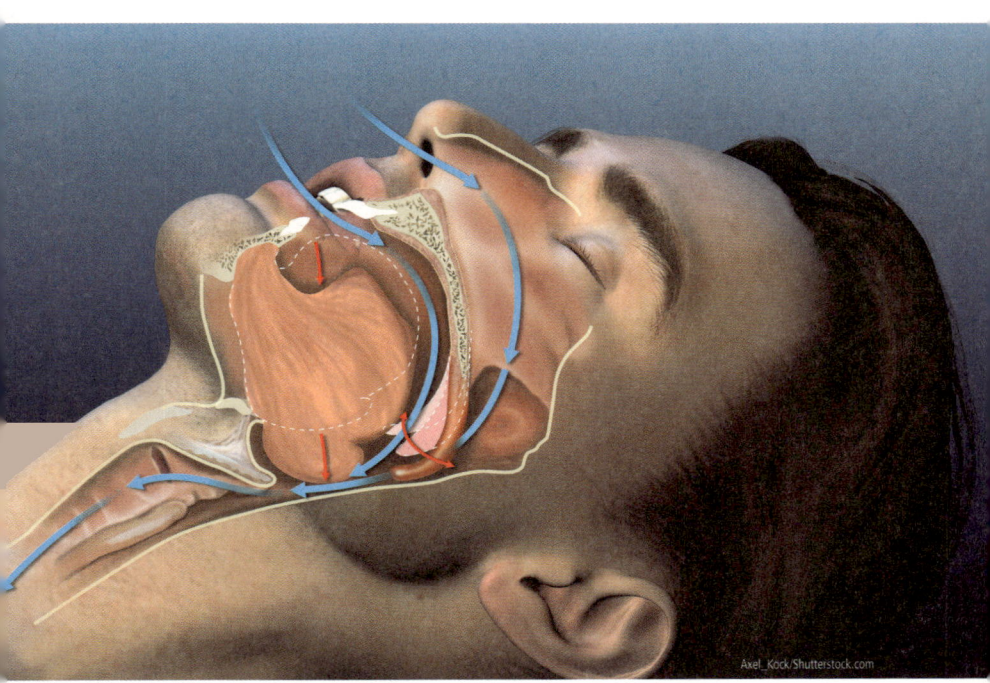

Gerätehersteller. So muss der Patient zum Beispiel wissen, dass Maske, Ventil, Schlauch und Befeuchter täglich gründlich gereinigt werden müssen.

In letzter Konsequenz sind auch chirurgische Eingriffe möglich, zum Beispiel eine Operation von Kieferfehlstellungen und Verkrümmungen der Nasenscheidewand oder eine Straffung des Gaumens durch Implantate oder Injektionen.

Eine medikamentöse Therapie von schlafbezogenen Atmungsstörungen wird derzeit nicht empfohlen.

Schnarchen gehört nicht zu dem Atemstörungen, ist aber ein wichtiger Risikofaktor für eine Schlafapnoe. Wer schon einmal Schnupfen oder eine verstopfte Nase aufgrund einer Allergie hatte, der kennt das Problem: Beim Schlafen fällt es schwer Luft zu bekommen, die Atmung durch den Mund führt zu lauten Geräuschen – dem Schnarchen.

In der medizinischen Fachsprache heißt Schnarchen „Rhonchopathie" und wird als „akustische Phänomene im Schlaf" bezeichnet, also ein Geräusch, das beim Atmen im Schlaf auftritt. Das typische Schnarchgeräusch entsteht, wenn die oberen Luftwege verengt sind und dort Vibrationen ausgelöst werden. Diese entstehen, wenn die Atemluft zusammengepresst wird, weil im Schlaf die Spannung in der Muskulatur nachlässt und so die Weichteile im Rachen – das Gaumensegel, das Zäpfchen und der Zungengrund – nach hinten „rutschen" und den Strom der Atemluft behindern. Geschnarcht wird daher meistens in Rückenlage. Am häufigsten sind Männer im mittleren bis höheren Lebensalter betroffen, Studien gehen von zwischen 20 und 46 Prozent aus. Die Zahl der Betroffenen nimmt zu, da immer mehr Menschen an krankhaftem Übergewicht leiden. Übergewicht ist einer der wichtigsten Risikofaktoren, Schnarchen kann aber auch durch eine Verengung oder Blockade im Nasen-Rachen-Raum, Fehlbildungen im Bereich des Gesichtsschädels oder durch eine Vergrößerung der Mandeln und der Zunge hervorgerufen werden.

Schnarchen alleine muss noch keine Krankheit sein. Es kann aber bei den Betroffenen zu Ein- und Durchschlafstörungen führen und ein wichtiges Zeichen für das Vorliegen einer obstruktiven Schlafapnoe (mehr dazu auf ▶ Seite 101) sein. Auch für die Beziehung zu Schlafpartnern stellt Schnarchen oft eine große Belastung dar. Wie bei der Schlafapnoe können eine Gewichtsreduktion und die Veränderung der Schlafposition und Vermeidung von Alkohol, Rauchen und Schlafmittel eine deutliche Verbesserung bringen. Wenn der Nasen-Rachen-Raum verengt oder blockiert ist, sollte eine Abklärung über den Hals-Nasen-Ohrenarzt gemacht werden. Nasensprays können hier eine Verbesserung schaffen. Sprays, die lediglich Kochsalz enthalten, können über eine längere Zeit angewandt werden, solche mit einem aktiven Medikament sollten nicht länger als drei Tage angewandt werden. Auch Cortison-Sprays können bei einer Allergie eine blockierte Nase wieder freimachen, diese

- Reduzieren Sie Ihr Körpergewicht.
- Schlafen Sie nicht auf dem Rücken.
- Wenn Sie auf dem Rücken liegen, verwenden Sie mehrere Polster, sodass der Oberkörper beim Liegen erhöht ist.
- Verzichten Sie auf zu viel Alkohol vor dem Schlafen gehen, denn damit wird die Atmung langsamer und flacher.
- Lernen Sie ein Blasinstrument – das stärkt die Weichteile im Rachen und die Muskulatur im Gaumen.
- Wenn Sie unter Allergien – und in der Folge unter verstopfter Nase – leiden, lassen Sie diese behandeln!
- Verzichten Sie, wenn möglich, auf Schlafmittel. Sie entspannen auchdie Muskulatur im Hals und Rachenbereich und verstärken damit das Schnarchen.
- Spangen, Nasenpflaster oder Akupressur-Ringe können in einzelnen Fällen wirksam sein. Ausreichende Studien, die eine Linderung belegen, gibt es aber nicht.
- Einige der chirurgischen Verfahren, die zur Behandlung von OSA entwickelt wurden, können auch das Schnarchen verringern. Besprechen Sie die Möglichkeiten unbedingt mit ihrer behandelnden Ärztin oder einem erfahrenen Schlafmediziner.
- Schnarch-Apps lindern keine Beschwerden. Sie zeichnen nur die Schnarch-Geräusche auf und können so mithelfen, das Schlafgeschehen besser zu verstehen.

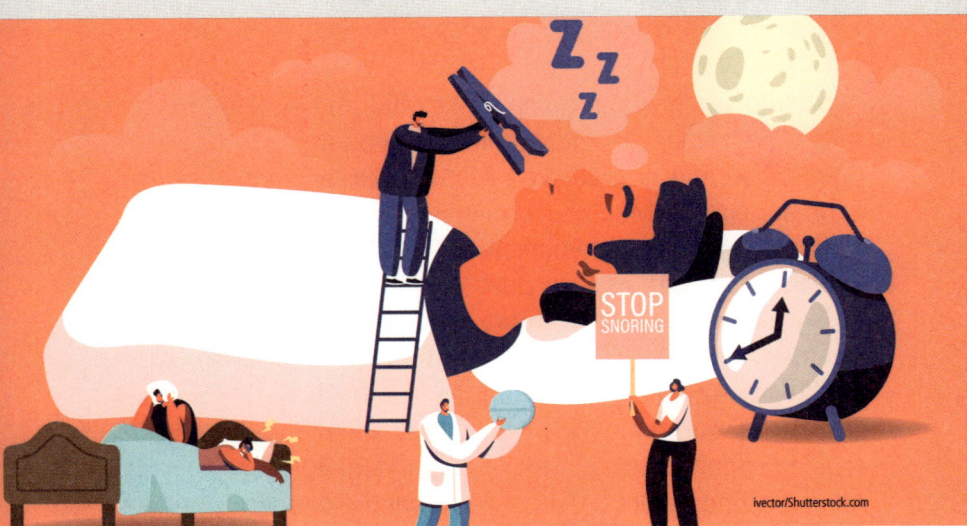

ivector/Shutterstock.com

Therapie sollte allerdings nur nach ärztlicher Rücksprache gemacht werden.

In leichten Fällen können eventuell Nasenpflaster, Nasendilatatoren und Bissschienen helfen. In schweren Fällen kann eine CPAP-Beatmung oder eine Operation Abhilfe schaffen (mehr dazu auf ► Seite 101).

Schnarchen entsteht unter anderem durch das Erschlaffen der Muskulatur in den oberen Atemwegen während des Schlafens. Training kann zu einem verbesserten Muskeltonus führen und dazu beitragen, dass die Atemwege auch in Ruhe besser offen bleiben. Studien haben gezeigt, dass eine tägliche Trainingseinheit von acht bis 15 Minuten dazu beitragen kann, weniger zu schnarchen. Ein Didgeridoo ist ein traditionelles australisches Instrument, das beim Spielen die Muskeln im Mund und Rachen trainiert. Eine kleine Studie zeigte, dass regelmäßiges Spielen eines Didgeridoos am Tag zu mehr Ruhe in der Nacht führte.

Hypersomnien

Hypersomnien sind durch eine starke Müdigkeit am Tag gekennzeichnet, bei der die Menschen auch ungewollt einschlafen. Wenn außer dieser Müdigkeit kein anderes Symptom vorliegt, dann spricht die Medizin von einer „primären Hypersomnie" oder „idiopathischen Hypersmonie", wenn die Ursache völlig unklar ist. Oft gibt es aber noch eine körperliche Ursache, die zu der starken Müdigkeit führen kann, wie ein Schlafapnoe-Syndrom, oder psychische Erkrankungen – zum Beispiel Depressionen – oder eine neurologische Erkrankung, zum Beispiel eine Parkinson-Erkrankung. Auch Medikamente wie Benzodiazepine (Schlaftabletten), Medikamente gegen Epilepsie, gegen Allergien und starke Schmerzmedikamente können untertags sehr müde machen. In diesem Fall wird von einer „sekundären Hypersomnie" gesprochen.

Schlafmangelsyndrom

Die wahrscheinlich häufigste und auch ungefährlichste Form der Hypersomnie ist das Schlafmangelsyndrom, das im Grunde nur eine Diagnose dafür ist, dass manche Menschen gewohnheitsmäßig zu wenig schlafen und daher tagsüber müde sind. Dabei ist den Betroffenen nicht bewusst, dass sie dadurch einen chronischen Schlafmangel herbeiführen, den sie durch eine Verhaltensänderung beseitigen können. Hier hilft meist ein Informationsgespräch, ein Schlaftagebuch oder eine Aufzeichnung der Schlafzeiten. Schaffen es die Betroffenen über Tage und Wochen ihre Schlafdauer den Bedürfnissen ihres Körpers anzupassen, verschwindet das Schlafmangelsyndrom von alleine.

Narkolepsie

Die Narkolepsie ist eine Form von Hypersomnie, eine chronische Erkrankung, die im Volksmund als „Schlafkrankheit" bezeichnet wird. Betroffene haben eine gestörte Schlaf-Wach-Regulation und schlafen tagsüber aufgrund ausgeprägter Schläfrigkeit – oft in unpassenden Situationen – einfach ein. Das kann mitten in einem Gespräch oder auch während einer Mahlzeit sein. Der Druck zu schlafen ist so hoch, dass er nicht mehr kontrolliert werden kann. Weitere Symptome sind die Unfähigkeit, kurz vor dem Einschlafen oder auch kurz danach zu sprechen oder sich zu bewegen, dabei können auch Halluzinationen auftreten. Narkolepsie ist nicht heilbar und auch die Ursachen sind nicht vollständig geklärt. Allerdings hat man entdeckt, dass Menschen mit Narkolepsie häufig einen Mangel eines bestimmten Botenstoffs im Gehirn – des Orexins – aufweisen. Orexin ist verantwortlich für einen stabilen Wachzustand und verhindert, dass man unkontrolliert in einen REM-Schlaf abgleitet. Genetische Faktoren und eine gestörte Reaktion des Immunsystems auf grippale Infekte könnten für das Fehlen von Orexin und das Auftreten einer Narkolepsie verantwortlich sein. Wichtig für Betroffene ist eine Tagesstruktur, die diese Schlafphasen mitberücksichtigt-

Oft treten neben diesem Schlafzwang auch noch so genannte „Kataplexien" auf. Dabei handelt es sich um einen plötzlichen Verlust der Muskelspannung. Die tritt auf, wenn die Person besonders erregt ist – das kann bei negativen Gefühlen, aber auch bei positiven Gefühlen der Fall sein. So kann es sein, dass beim Lachen, Weinen oder Ärger die Muskulatur nachlässt und die betroffene Person zusammensackt. Häufig sind die Muskeln in den Beinen oder im Gesicht betroffen. Kataplexien sind in der Regel nicht gefährlich, denn die Betroffenen können normal weiteratmen und sind bei Bewusstsein. Ein Narkolepsie- oder Kataplexie-Anfall kann allerdings gefährlich werden, wenn er dann auftritt, während man ein Fahrzeug lenkt, gefährliche Maschinen bedient oder wenn er zu einem Sturz oder einer Verletzung führen kann. Die Attacken dauern wenige Sekunden. Die die Betroffenen leiden oft an sozialer Isolation, weil sie emotionale Ereignisse bewusst meiden oder sich schämen, wenn es in

Selbsthilfegruppe bei Narkolepsie

Die Österreichische Narkolepsiegesellschaft ist eine Selbsthilfegruppe für Betroffene und Angehörige. Sie will durch Beratung und Betreuung die Lebensqualität von Personen verbessern, die an Narkolepsie und ähnlichen Erkrankungen der Schlaf-Wach-Regulierung leiden. In erster Linie benötigen die Betroffenen Unterstützung bei der Eingliederung in Beruf, Familie und das soziale Leben. Ein besonderes Anliegen der Selbsthilfegruppe ist die Aufklärung der Öffentlichkeit über die Erkrankung, die Symptome und das Verständnis für die Betroffenen.

Kontakt
Österreichische Narkolepsiegesellschaft, Fesslers 17, 6914 Hohenweiler
info@narkolepsie.at, www.narkolepsie.at, Tel. 0664/13 52 433

der Öffentlichkeit zu derartigen Anfällen kommt. Nicht selten werden die Betroffenen auch als betrunken wahrgenommen.

Die Behandlung der Narkolepsie erfolgt einerseits durch Medikamente, andererseits durch Verhaltenstherapie. Eine gute Strukturierung des Tagesablaufes sowie die umfassende Information zur Erkrankung und ihrer Auswirkungen sind ein wichtiger Teil der Therapie.

Narkoleptiker schlafen zwar viel, sind aber dennoch nicht erholt. Aufzeichnungen aus dem Schlaflabor zeigen, dass ihr Schlafmuster durch häufige Unterbrechungen gekennzeichnet ist. Auch ein Schlafrhythmus von rund 90 Minuten, wie bei Gesunden, wird selten erreicht.

Die Österreichische Gesellschaft für Schlafmedizin geht davon aus, dass etwa 26 bis 50 von 100.000 Personen von einer Narkolepsie betroffen sind. Die Dunkelziffer ist hoch, weil viele Betroffene keine ärztliche Hilfe aufsuchen.

Kleine-Levin-Syndrom

Sehr selten wird in der Fachliteratur das „Kleine-Levin-Syndrom" beschrieben. Diese Form der Hypersomnie ist mit besonderen Verhaltensauffälligkeiten kombiniert und kommt in regelmäßigen Abständen. Diese Phasen können dann einige Tage bis Wochen andauern. Die Ursache der Erkrankung ist unbekannt.

Störungen des zirkadianen Schlaf-Wach-Rhythmus

Jeder Mensch hat einen inneren Taktgeber eingebaut (mehr dazu auf ► Seite 34), nach dem sich der Schlaf-Wach-Rhythmus richtet. Wenn dieser Taktgeber gestört ist, oder wenn Menschen sich nach einem äußeren Tagesablauf richten müssen, der von der „inneren Uhr" abweicht, so spricht man von einer „Störungen des zirkadianen Schlaf-Wach-Rhythmus" oder einfacher von einer Störung des Biorhythmus. Betroffene schlafen entweder überaus viel oder bekommen zu wenig Schlaf. Es kann auch sein, dass sich bei einem Menschen diese beiden Muster abwechseln.

Das Fehlen der sozialen Zeitgeber – das sind die üblichen Zeiten, in denen Menschen in unserem Umfeld arbeiten, essen, Freizeit haben oder schlafen – kann ebenfalls zu einer Störung des zirkadianen Rhythmus führen. Davon betroffen sind häufig Schichtarbeiter oder Menschen mit einem sehr oft wechselnden Dienstplan, wie zum Beispiel Piloten oder Flugbegleiter auf Langstreckenflügen.

Eine so genannte „Schlafphasenstörung" liegt vor, wenn Betroffene in ihrem Schlaf-Wach-Rhythmus sehr auffällig von sozialen Normen abweichen, also zum Bespiel erst in den frühen Morgenstunden schlafen gehen. Tagsüber sind Betroffene müde und nur eingeschränkt leistungsfähig. Zu beobachten ist diese Verschiebung häufig bei Jugendlichen oder im frühen Erwachsenenalter. Hier gilt es abzuklären, ob wirklich ein krankhaftes Störungsbild vorliegt oder nur ein vorübergehend verändertes Schlafbedürfnis.

In die andere Richtung verschobene Schlafzeiten – das heißt früher aufzustehen und schon ab etwa 17 Uhr schlafen zu gehen – tritt bei häufig bei älteren Menschen auf. Auch hier gilt es abzuklären, ob wirklich ein krankhaftes Störungsbild vorliegt.

Ungeklärt ist, welche Ursache diese Verschiebungen haben. Eine genetische Vorbelastung könnte ein Grund sein. Für die Abklärung einer möglichen Störung des Schlaf-Wach-Rhythmus braucht man meist nur ein Schlaftagebuch, eine einfache Aktigraphie (einen Bewegungssensor, der am Hand- oder Fußgelenk getragen werden kann und die Aktivitäts- und Ruhephasen aufzeichnet). Hilfreich ist außerdem eine Bestimmung des Melatonin-Spiegels im Speichel. Die Therapie einer Störung des Biorhythmus muss genau auf die Bedürfnisse der Betroffenen abgestimmt werden – das Ziel ist eine Synchronisierung des inneren Wach-Schlaf-Rhythmus mit einem Rhythmus, der durch die Umwelt vorgegeben wird oder von den Betroffenen erwünscht ist. Möglichkeiten, den Wach-Schlaf-Rhythmus zu beeinflussen, sind die Anpassung von Schlafzeiten, die Einnahme von Melatonin zu genau abgestimmten Zeiten und Lichttherapie.

Parasomnien

Parasomnien sind Schlafstörungen, die zwar auftreten, während die Betroffenen schlafen, auf die Erholung während des Schlafes aber meist keinen Einfluss haben. Dazu gehören:

- Die **Nachtangst** – in der Fachsprache „Pavor nocturnus" – ist eine Aufwachstörung. Betroffene schrecken aus dem Tiefschlaf auf, manchmal laut schreiend oder auch schlafwandelnd. Sie tritt meist etwa eine Stunde nach dem Einschlafen auf. Die Betroffenen zeigen deutliche Anzeichen von Angst. Obwohl die Augen geöffnet sind, sind sie nicht wach und können sich auch in ihrer Umgebung nicht orientieren. Sie können sich an diese Episoden meist auch am Morgen nicht erinnern. Oft sind Kinder zwischen dem vierten und siebenten Lebensjahr davon betroffen, daher geht die Medizin davon aus, dass Prozesse der Hirnentwicklung damit verbunden sind. Stress oder ungewohnte Lebensumstände können das Auftreten von Nachtangst verstärken.
- Das **Schlafwandeln** ist eine Aufwachstörung. Auch hier sind die Personen nicht richtig wach. Manchmal tritt Schlafwandeln im Anschluss an eine Nachtangst-Episode auf.

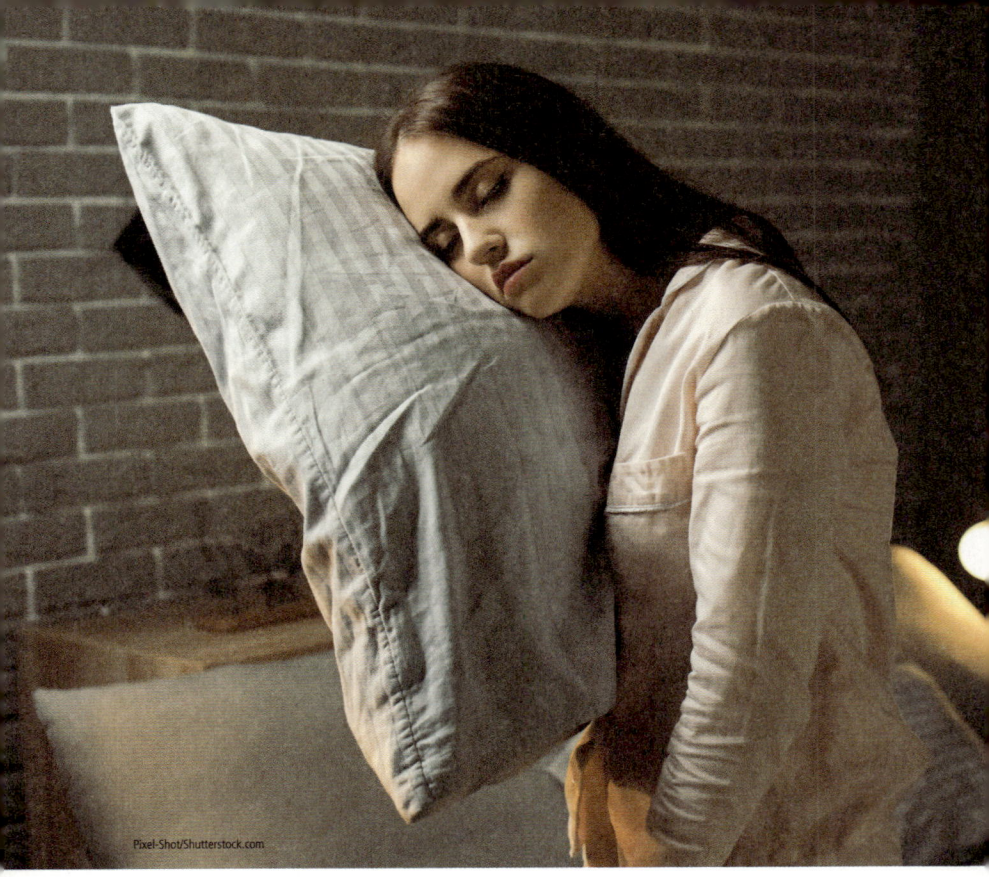

Betroffene verlassen das Bett und führen für einige Minuten scheinbar automatische und eher einfache Handlungen durch, wie zum Beispiel das Öffnen der Fenster. Sie reagieren sehr langsam auf Reize, wie etwa das Ansprechen. Die Augen sind offen, sie erinnern sich aber am nächsten Tag nicht an die Aktivitäten während des Schlafwandelns. So wie bei der Nachtangst sind meist Kinder zwischen dem vierten und siebenten Lebensjahr betroffen. Aber auch Erwachsene können schlafwandeln. Häufig beobachteter Auslöser ist Stress. Schlafwandeln kann dann gefährlich werden, wenn Menschen schlafwandelnd gefährliche

Tätigkeiten ausführen, Fenster und Türen öffnen, oder wenn Kinder im Winter das Haus verlassen. Eine Abgrenzung zu nächtlichen epileptischen Anfällen oder Verwirrtheit – zum Beispiel bei Personen mit Demenz – ist wichtig. Zwei weitere, mit dem Schlafwandeln verwandte Erkrankungen treten in den letzten Jahren häufig auf: die Schlafstörung mit nächtlichem Essen und die Sexsomnia, bei der schlafwandelnde Personen andere bedrängen.

- **Albträume.** Dabei handelt es sich um Träume, die so negative und belastende Inhalte haben, dass die Betroffenen davon wach werden. Auslöser sind Stress oder Traumata, aber auch Persönlichkeitsmerkmale, wie besondere Ängstlichkeit. Auch die Einnahme von Medikamenten und anderen Substanzen oder ein Entzug von diesen kann zu Albträumen führen. Albträume treten vorwiegend in der zweiten Nachthälfte auf und führen dann oft dazu, dass die Betroffenen nicht mehr einschlafen wollen oder können. Albträume müssen nicht unbedingt behandelt werden und bessern sich häufig im Laufe der Zeit von selbst. Sie können aber auch so belastend werden, dass eine schlafmedizinische und psychologische Abklärung der Ursachen notwendig wird. Die Therapie richtet sich dann nach den möglichen Ursachen und Wünschen der Betroffenen.
- Die **Schlaftrunkenheit** oder schwere Weckbarkeit am Morgen ist eine Aufwachstörung. Dabei sind Personen, wenn sie erwachen, nicht voll orientiert. Die Ursachen sind weitgehend unbekannt, eine Behandlung schwierig.
- Die **Schlafparalyse** (Schlaflähmung) bezeichnet eine Lähmung der bewegbaren Muskulatur mit Ausnahme der Augen. Sie tritt häufig gemeinsam mit einer Katalepsie auf, kommt aber auch ohne eine Katalepsie vor. Dieser Zustand der Lähmung kann durchaus mehrere Minuten dauern und löst verständlicherweise große Angst aus. Oft kommen Halluzinationen hinzu, man meint einen Druck auf der Brust zu verspüren oder Schritte zu hören. Die Erzählung

des Nachtalbs, eines Sagenwesens, das schlafenden Menschen auf der Brust sitzt, erinnert an diesen Zustand.

- Das **Bettnässen** – in der Fachsprache „Enuresis" – fällt ebenfalls in die Schlafmedizin. Dennoch können zum Beispiel Funktionsstörungen der Blase, psychische Erkrankungen oder andere Erkrankungen, wie ein Harnwegsinfekt oder ein Diabetes, der Grund sein, sodass die Abklärung meist durch unterschiedliche Fachärzte erforderlich ist. Von einer Enuresis bei Kindern spricht man eigentlich erst, wenn die Kinder älter als fünf Jahre sind und mindestens zweimal pro Woche einnässen. Erst ab diesem Alter entwickelt sich die volle Blasenkontrolle. Fast 15 Prozent der Fünfjährigen sind davon betroffen, diese Zahl geht aber mit dem steigenden Alter kontinuierlich zurück.

Bewegungsstörungen im Schlaf

Diese Schlafstörungen sind dadurch gekennzeichnet, dass im Schlaf einfache Bewegungen stattfinden, die dazu führen, dass Betroffene, aber auch ihre Schlafpartner wach werden. Damit ist der Schlaf nicht erholsam und führt häufig zu Insomnie. Oft werden diese Formen der Schlafstörungen gar nicht vom Betroffenen selbst wahrgenommen, sondern vom Schlafpartner. Dazu zählen:

- Das **Restless-Legs-Syndrom (RLS)**. Etwa drei bis zehn Prozent der Bevölkerung sind von diesen Missempfindungen wie Kribbeln, Ziehen oder Brennen sowie einem hohen Bewegungsdrang in den Beinen betroffen. Beobachtet wird RLS häufiger bei Schwangeren, bei Dialyse-Patienten oder bei Patienten mit

Eisenmangel sowie rheumatoider Arthritis. Schwer davon abzugrenzen ist die Polyneurophatie, eine Nervenkrankheit. Die Ursachen eines RLS sind nicht eindeutig geklärt. Wissenschaftler haben als mögliche Auslöser bei Menschen eine fehlerhafte Eisenspeicherung im Gehirn und die Störung bestimmter Botenstoffe im Gehirn gefunden.

- **Periodische Bewegungsstörungen der Gliedmaßen im Schlaf (PLMD).** Sie betreffen wiederholte und gleichförmige Bewegungen der Arme und Beine, die während des Schlafs auftreten. Sie können gemeinsam mit einem Restless-Legs-Syndrom auftreten, kommen aber auch ohne dieses aus. Selten haben sie eine schlafstörende Wirkung. Wer allerdings stark gestört wird, sind Partner, die im gleichen Bett schlafen.

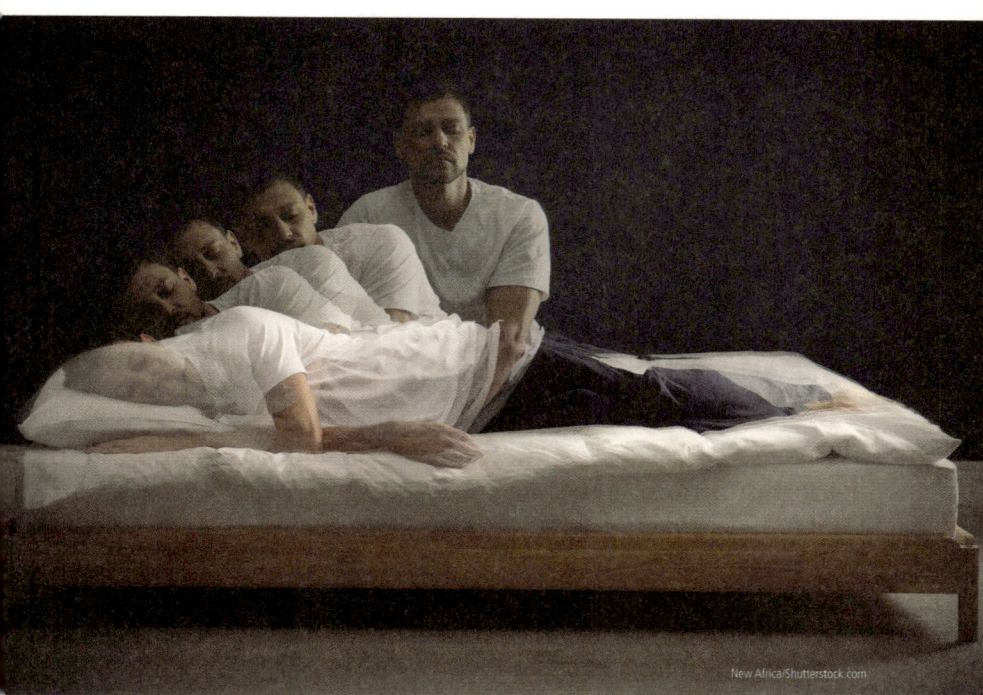

New Africa/Shutterstock.com

- **Rhythmische Bewegungsstörungen** betreffen den Kopf und den Körper und treten meist während des Einschlafens oder im Leichtschlaf auf. Sie treten vor allem bei Säuglingen in der Einschlafphase auf und sind in den meisten Fällen harmlos und ein Zeichen der normalen Entwicklung. Im Zweifel sollte man aber medizinische Hilfe aufsuchen.
- **Schlafbezogene Beinmuskelkrämpfe** sind Muskelkrämpfe, die auftreten, nachdem man sich zum Schlafen hingelegt hat. Sie können in der Fußmuskulatur, in der Wade oder im Oberschenkel auftreten und wenige Sekunden bis Minuten andauern. Meist lösen sie sich durch ein Dehnen des betroffenen Muskels. In den meisten Fällen treten sie ohne erkennbare Ursache auf, manchmal sind sie ein Zeichen für einen Magnesium- und Kalziummangel, zum Beispiel nach starkem Schwitzen ohne Elektrolytersatz, in der Schwangerschaft oder bei Diabetikern. Auch eine Fußfehlstellung oder eine ungünstige Schlafposition und Erkrankungen des Nervensystems können zu den Krämpfen führen. Auch Medikamente gegen Malaria (Chinine) oder entwässernde Medikamente (Schleifendiuretika) stehen in Verdacht, die nächtlichen Beinkrämpfe auszulösen. Die Störung nimmt im Alter zu. Die subjektive Belastung kann hoch sein, meist sind Ein- und Durchschlafstörungen damit verbunden. Abhilfe schafft in der Akutsituation ein beherztes Dehnen der betroffenen Muskulatur, Herumgehen, eine heiße Dusche oder Eismassagen. Sollten die Krämpfe öfter auftreten, muss eine zugrundeliegende Ursache abgeklärt werden.
- **Bruxismus**, das unbewusste Zähneknirschen oder Aufeinanderpressen der Zähne. Es erfolgt im Schlaf-, aber auch im Wachzustand. Oft sind Kieferschmerzen und Kopfschmerzen die Folge, die Zähne oder das

Kiefergelenk können durch den massiven Druck der Kiefermuskulatur sogar beschädigt werden. Bruxismus ist häufig, ein Drittel aller Kinder und jeder zehnte Erwachsene knirscht in der Nacht mit den Zähnen. Die genauen Ursachen sind nicht klar, man hat aber beobachten können, dass Menschen mit schlafbezogenen Atemstörungen und Schnarcher häufiger betroffen sind. Auch Menschen, die stark unter Stress stehen oder unter Angststörungen leiden, verspüren oft Spannungszustände, die in dieser Form Ausdruck finden können. Ein exzessiver Alkoholkonsum, Koffein und Rauchen begünstigen ebenfalls das nächtliche Zähneknirschen.

Expertengespräch mit …

… **Josef Hoza**, Vorsitzender, Selbsthilfe Schlafapnoe Österreich, www.ssoe.at

Seit wann beschäftigen Sie sich mit dem Thema Schlafapnoe?

Ich war über viele Jahre beruflich mit Verkauf von Schlaflaboren und Therapiegeräten tätig, mit dem Ruhestand im Jahre 2010 habe ich dann eine Selbsthilfegruppe Schlafapnoe gegründet. 2013 wurde unser Verein gegründet. Wir haben seither unzählige Veranstaltungen und Gruppentreffen organisiert, in den ersten Jahren ohne finanzielle Unterstützung. Die „relativ junge Krankheit" Schlafapnoe kann man seit Errichtung der Schlaflabore in österreichischen Spitälern, etwa seit dem Jahr 1980, erfolgreich diagnostizieren. Viele Betroffene berichten über jahrelange Probleme, bevor sie eine korrekte Diagnose bekamen. Das häufigste Anzeichen einer Schlafapnoe ist das laute Schnarchen, was die Betroffenen selbst nicht wahrnehmen. Schnarchen wird in der Gesellschaft nicht als Krankheit gesehen, eher als soziales Problem. Wir sind froh, dass der Begriff Schlafapnoe in den letzten zehn Jahren mit unserer Tätigkeit an Bedeutung gewonnen hat, auch wenn es noch viel besser sein könnte.

Wo sehen Sie konkret die Herausforderungen?

Auf einer Seite sind wir in Österreich mit unserem Gesundheitssystem gut aufgestellt, die Krankheit ist anerkannt und die Krankenkassen übernehmen die Kosten der Diagnose und Therapie von versicherten Personen in Österreich. Auf der anderen Seite sind wir noch immer nicht so bekannt wie zum Beispiel die Diabetiker, obwohl wir ähnlich viele Betroffene haben!
Die Krankheit benötigt derzeit keine Medikamente, daher ist es kein Thema, wofür sich große Industrien stark machen würden. Dennoch: Die rechtzeitige, frühe Erkennung der Schlafapnoe verringert oder verzögert die zum Teil kostenintensiven Folgeerkrankungen wie Bluthochdruck, Schlaganfall, Herzinfarkt, Depression, Demenz oder Diabetes.

Wo liegen die Schwerpunkte
der Arbeit der Selbsthilfe Schlafapnoe?

Aufklärung, Aufklärung, Aufklärung … Das betrifft eine Reihe von Aspekten, zum Beispiel die monatelange Wartezeit im Schlaflabor. Das ist aber gar nicht erforderlich, denn auch eine ambulante Diagnose zu Hause ist möglich, aber bei vielen nicht bekannt.
Hoher Aufklärungsbedarf besteht schon vor der Diagnose, also dass Menschen, die an Müdigkeit leiden oder schon Erfahrung

mit Sekundenschlaf haben, einfach daran denken sollten, dass Schlafapnoe der Grund sein könnte. Wir klären über Risiken bei unerkannter Schlafapnoe oder Therapie-Abbruch auf. Schließlich unterstützen wir alle, die bereits eine Diagnose haben. Die Betroffenen haben mit der Diagnose oft einen Schock – sie sollen von nun an für den Rest ihres Lebens eine Schlafmaske tragen! Das ist oft eine psychische Belastung, kann auch zu partnerschaftlichen Problemen führen. Singles sehen dies als Handicap für die Partnerwahl. Die Anpassung der Maske entscheidet über die Akzeptanz der Therapie. Bei nicht gut angepasster Maske ist mit Therapie-Abbruch zu rechnen. Hier könnte unsere Patienten-Organisation einen positiven Beitrag leisten, denn die Ärzte haben nicht genug Zeit für die Aufklärung der Betroffenen.

Info & Kontakt. info@ssoe.at, www.ssoe.at, Tel. 0664 15 08 627, wochentags von 9.00 bis 16.00 Uhr

Ich habe nie irgendwelche Freiübungen unternommen,
mit Ausnahme von schlafen und ausruhen.

Mark Twain
Erzähler und Lyriker

Tipps und Tricks für einen gesunden Schlaf

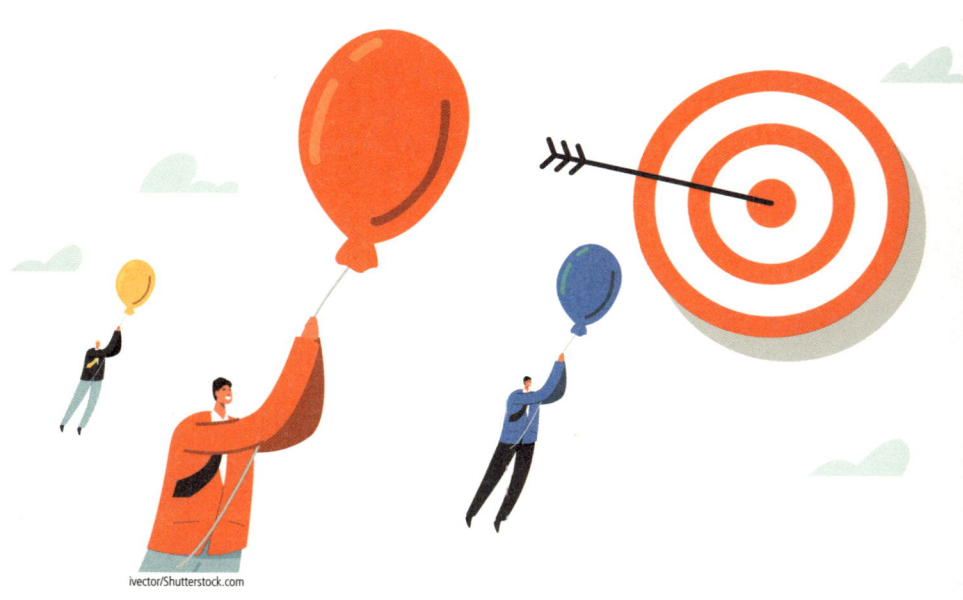

Viele Tipps für einen gesunden Schlaf haben Sie im Laufe des Buches bereits kennengelernt. Zu den wichtigsten zählen Entspannung und Bewegung im Alltag.

Doch: „Kennen" ist die eine Sache. Umsetzen und dranbleiben die andere. Oft fällt es schwer, im gewohnten Alltag bewährte Muster, an die wir uns über viele Jahre gewöhnt haben, einfach abzulegen, auch wenn sie unserer Gesundheit noch so schaden. Wir kennen das vielleicht von Diäten oder dem Wunsch, mehr Sport in den Alltag zu integrieren. Kaum haben wir damit begonnen, ist der Schwung und Elan auch schon wieder vorbei. Der „innere Schweinhund" gewinnt nur allzu leicht die Oberhand und die besten Vorsätze sind rasch vergessen. Mag der Wille auch noch so groß sein, wenn wir uns nicht täglich damit auseinandersetzen – und das ist tatsächlich wörtlich gemeint –, wird sich so rasch kein neuer Lebensstil einstellen.

Wir haben daher in diesem Kapitel Übungen zusammengestellt, die einfach sind und auch Spaß machen können. Sie helfen im Wesentlichen dabei, sich zu entspannen und bewusst den eigene Körper wahrzunehmen. Probieren Sie einfach ein paar davon aus, nicht jede Übung ist für jeden Menschen gleich gut geeignet. Sie können natürlich auch jede Übung abwandeln, wenn Sie einen Weg gefunden haben, wie es für Sie besser funktionieren kann. Alles ist erlaubt, nur aufgeben nicht!

Unser erster Tipp: Haben Sie Geduld mit sich selbst. Bis eine neue Gewohnheit in Ihren Alltag Eingang gefunden hat, kann es etwa zwei Monate dauern. Bis dahin fühlt es sich vielleicht unangenehm und ungewohnt an. Das darf ruhig so sein!

20 einfache Tipps für den Alltag

Tipp 1

Ihre To-do-Liste wird immer länger, das Telefon klingelt, die E-Mails reißen nicht ab, Sie wissen nicht mehr, was Sie zuerst tun sollen? Jetzt ist Zeit für ein „STOPP"! Legen Sie für eine Minute alles aus der Hand, sammeln Sie Ihre Gedanken und Gefühle. Bleiben Sie still sitzen, schließen Sie die Augen und atmen Sie eine Minute lang tief durch. Danach machen Sie sich Schritt für Schritt wieder an Ihre Aufgaben. Wiederholen Sie die Übung immer dann, wenn Sie das Gefühl haben, der Druck oder Stress nimmt überhand. Als Hilfe zu einer vertieften Atmung können Sie auch die sogenannte quadratische Atmung aus dem Yoga anwenden. Hier wird die Atmung in vier gleich lange Phasen eingeteilt: Einatmen, Luft anhalten, Ausatmen, in diesem Zustand auch die Luft anhalten. Diese Phasen können zum Beispiel je vier Sekunden andauern, die Dauer kann aber auch nach eigenem Bedürfnis kürzer oder länger sein. Auch die sogenannte Wechselatmung kann entspannen. Hier atmen Sie über ein Nasenloch langsam ein und aus, während sie das andere Nasenloch zuhalten, dann wechseln Sie die Seite, dreimal wiederholen.

Tipp 2

Gestatten Sie sich, hemmungslos zu gähnen. Gähnen führt dazu, dass Sie tief einatmen müssen und Ihr Körper einen kräftigen Sauerstoffkick erhält. Wenn Sie dabei auch noch das Fenster öffnen oder an die frische Luft gehen können, hilft das gleich doppelt. Sie werden sich danach frisch und locker fühlen. Auch die sogenannte „Löwenatmung" aus dem Yoga kann gut dabei helfen, angestauten Stress und Frust loszuwerden. Dabei tief einatmen, die Luft anhalten, das Gesicht zerknautschen und dann Augen aufreißen, Zunge raus und mit einem leisen bis lauten Löwengebrüll die Luft rauslassen. Falls Sie die Übung am Arbeitsplatz machen, suchen Sie einen ruhigen Raum auf, in dem Sie alleine sind.

Tipp 3

Verabschieden Sie sich vom Multitasking. In der Fachsprache heißt es „assoziiert" sein, also mit all Ihren Sinnen bei der Tätigkeit, die Sie gerade ausführen, und nicht schon im Kopf bei der übernächsten. Studien belegen, dass Menschen nicht produktiver sind, wenn sie mehrere Aufgaben gleichzeitig erledigen – und auch nicht entspannter. Multitasking kann sogar zum richtigen Glückskiller werden, da es Sie daran hindert, in einer Tätigkeit voll aufzugehen. Tipp für Einsteiger: Versuchen Sie, während Sie Telefonate führen, nicht auf Ihren Bildschirm zu schauen und Mails zu beantworten! Fortgeschrittene probieren, auf ihrem Bildschirm nie mehrere Fenster gleichzeitig offen zu haben. Wenn Sie es schaffen, rufen Sie erst dann wieder Ihre E-Mails ab, wenn Sie eine Arbeit erledigt haben.

Tipp 4

Schließen Sie Ihre Augen und zählen Sie langsam rückwärts von zehn bis eins. Mit jeder Zahl stellen Sie sich vor, wie Sie ruhig werden, entspannt und locker. Wenn Sie bei eins angelangt sind, genießen Sie eine Weile lang das Gefühl der Entspannung.

Tipp 5

Atmen Sie einige Male tief durch. Versuchen Sie zunächst bewusst den ganzen Körper und alle Muskeln, die Sie wahrnehmen, bewusst zu entspannen. Danach spannen Sie all diese Muskeln gleichzeitig an und versuchen diese maximale Spannung eine halbe Minute zu halten und wenn möglich noch zu steigern. Dann entspannen Sie Ihren Körper. Mehrmals wiederholen!

Tipp 6

Legen Sie Ihren rechten Mittelfinger zwischen Daumen und Zeigefinger der linken Hand (oben Zeigefinger, unten Daumen). Die beiden Finger der linken Hand massieren nun den unteren Rand des Mittelfingernagels. Zählen Sie bis 15 und wechseln Sie die Hände. Führen Sie diese Übung zweimal durch.

Tipp 7

Schauen Sie aus dem Fenster. Suchen Sie sich dazu einen Punkt in der Ferne und wandern Sie dann mit den Augen am Horizont entlang. Gehen Sie in Gedanken an einen Ort, den Sie mögen: zum Strand, in den Wald, auf eine Wiese. Was sehen Sie? Was hören Sie? Nehmen Sie diese Szene in sich auf und kommen Sie entspannt zurück ins Hier und Jetzt.

Tipp 8

Notieren Sie eine Woche lang abends jene Dinge, über die Sie sich in den letzten 24 Stunden aufgeregt haben, und die – positiven wie negativen – Gefühle dabei. Durch bewusste Selbstreflexion lernen Sie typische Verhaltensmuster kennen und erfahren, wann Gelassenheit und Entspannung erforderlich wären.

Tipp 9

Entspannung muss nicht immer mit Ruhe verbunden sein. Wenn Sie durch Ärger oder Frust emotional aufgewühlt sind und Ihnen zahllose Gedanken durch den Kopf schwirren, ist intensive Bewegung oft wesentlich wirksamer als jede Entspannungstechnik. Ob Joggen, Radfahren, auf der Stelle springen –

Hauptsache Bewegung. Das kann auch bei der Arbeit gelingen, indem Sie sich kurz an einen ungestörten Ort zurückziehen und beispielsweise auf der Stelle laufen, den Hampelmann oder Kniebeugen machen, bis Sie nicht mehr können. Auch zwischendurch herzhaft zu lachen kann Wunder wirken!

Tipp 10

Fühlt man sich gestresst, geht die Atmung schnell und flach, in der Entspannung atmet man hingegen tief und langsam. Umgekehrt kann der Stresslevel durch die Atmung beeinflusst werden, zum Beispiel indem man versucht die Atmung bewusst zu verlangsamen und zu vertiefen. Legen Sie dazu eine Hand auf den Bauch und versuchen Sie, beim Einatmen mit Ihrem Bauch die Hand zu heben und beim Ausatmen zu senken. Versuchen Sie beim Einatmen bis vier zu zählen und beim Ausatmen bis zehn. Wenn Ihnen das gut gelingt, werden sie ein wohltuendes Gefühl der Entspannung bemerken. Bei manchen Menschen kann der Fokus auf die Atmung aber auch zu Stress und einem Gefühl der Atemnot führen. Sollte dies der Fall sein, dann machen Sie diese Übung nicht.

Tipp 11

Während Sie Zähne putzen, stellen Sie sich rund 30-mal auf die Zehenspitzen und wieder auf die gesamte Fußsohle. Das funktioniert auch beim Kochen oder beim Warten an der Bushaltestelle. Noch mehr Schwung bringt auch die Variante, sich abwechselnd auf die Zehenspitzen und die Fersen zu stellen.

Tipp 12

Kleben Sie eine ca. 30 cm lange Linie auf den Boden oder legen Sie einfach ein Lineal hin. Starten Sie beidbeinig links von der Linie, springen Sie auf die andere Seite und landen Sie auf dem rechten Bein. Zurückspringen – auf dem linken Bein landen. Neuerlich springen und auf beiden Beinen landen. Jetzt starten Sie mit der Landung auf dem linken Bein, dann rechts, dann wieder beide. Übung ca. 1 Minute ausführen.

Tipp 13

Stellen Sie sich aufrecht hin, heben Sie die Fersen vom Boden, bis Sie auf den Fußballen stehen. Dann senken Sie die Fersen langsam wieder ab. Damit wird die Durchblutung der Beine angeregt und gleichzeitig die Wadenmuskulatur gekräftigt – hilft gegen schwere und müde Beine!

Tipp 14

Um Ihre Rückenmuskulatur zwischendurch zu lockern und zu dehnen, strecken Sie den rechten Arm weit nach oben rechts und heben Sie gleichzeitig die linke Ferse vom Boden. Spüren Sie die diagonale Dehnung Ihrer Rückenmuskeln und halten Sie diese einige Sekunden. Anschließend die linke Hand weit nach links oben strecken und gleichzeitig die rechte Ferse heben. Dehnung wieder halten und entspannen. Zum Abschluss beide Armen nach oben strecken und ausschütteln.

Tipp 15

Wer kennt das nicht: Sie stecken im Stau und nichts geht mehr! Nutzen Sie die Zeit – umfassen Sie mit beiden Händen das Lenkrad und lassen Sie dabei die Schultern locker. Drücken Sie nun das Lenkrad kräftig zusammen – eine Hand links, die andere rechts. Halten Sie diese Spannung für etwa 30 Sekunden. Mehrmals wiederholen.

Tipp 16

Zwei kleine Bälle ca. 30 cm nach oben werfen. Während die Bälle in der Luft sind, überkreuzen Sie die Unterarme, sodass der rechte Arm oben ist. Die Bälle mit überkreuzten Armen fangen. Aus dieser Stellung werfen Sie die Bälle wieder 30 cm in die Luft, entkreuzen die Arme und fangen sie mit den Armen in entkreuzter Stellung. Wiederholen Sie die Übung beliebig oft, dabei sollte beim Überkreuzen abwechselnd der rechte, dann der linke Arm oben sein.

Tipp 17

Strecken und recken Sie sich, als ob Sie gerade morgens aufstehen. Strecken Sie beide Arme nach oben. Stellen Sie sich vor, dass Sie nach etwas greifen, das Sie nicht erreichen können, beispielsweise nach einem Apfel an einem Baum. Strecken Sie Ihre Arme noch weiter, um doch noch heranzukommen. Machen Sie diese Übung mit beiden Armen gleichzeitig oder wechseln Sie die Seiten ab. 10x wiederholen!

Tipp 18

Wenn Sie auf Bus und Bahn warten und eine Tasche tragen, umfassen Sie den Griff so fest Sie können. Halten Sie den Druck etwa 10 Sekunden, entspannen Sie und drücken Sie dann erneut zu – mehrmals auf jeder Seite. So kräftigen Sie Ihre Brust-, Schulter- und Oberarmmuskulatur.

Tipp 19

Setzen Sie sich bequem und aufrecht auf einen Stuhl. Legen Sie die Handflächen wie zum Gebet auf Brusthöhe zusammen und pressen Sie sie fest aneinander, die Fingerspitzen zeigen nach oben. Während der Übung atmen Sie tief ein und aus und achten darauf, dass die Schultern locker und entspannt bleiben. Diese Position für eine halbe Minute lang halten, dann die Handflächen wieder entspannen.

Tipp 20

Langes Sitzen lässt sich manchmal nicht vermeiden und führt oft zu Verspannungen in der Nackenmuskulatur. Diese Muskeln können Sie durch leichtes Schulterkreisen einfach durchbluten und lockern. Legen Sie in aufrechter Sitzposition die Finger auf die Schultern und kreisen Sie mit den Ellbogen, erst in kleinem, dann in größerem Radius, mehrmals vor- und rückwärts.

Schreiben Sie ein Schlaftagebuch

Wer nicht leidenschaftlicher Tagebuchschreiber ist, wird diesen Tipp wahrscheinlich nur für kurze Zeit verfolgen. Daher haben wir eine einfache Form gefunden, die selbst Schreib-Muffeln das Ausfüllen leicht macht (siehe ► Seite 133).
Drucken Sie die Vorlage (siehe ► Seite 134) für jeden Tag aus und legen Sie diese mit einem Textmarker oder Stift zum Bett. Wenn Sie in der Früh wach werden, genügt ein Strich oder einmal das Einringeln der Ziffern, und schon haben Sie einen guten ersten Überblick über Ihre Schlafgewohnheiten. Wenn Sie dazwischen aufgewacht sind, können Sie mit einem Kreuz die Uhrzeit markieren. War die Phase länger, nutzen Sie eine Linie zwischen zwei Kreuzen. Die Smileys am Ende geben Auskunft, ob Sie gut, unauffällig oder schlecht geschlafen haben.

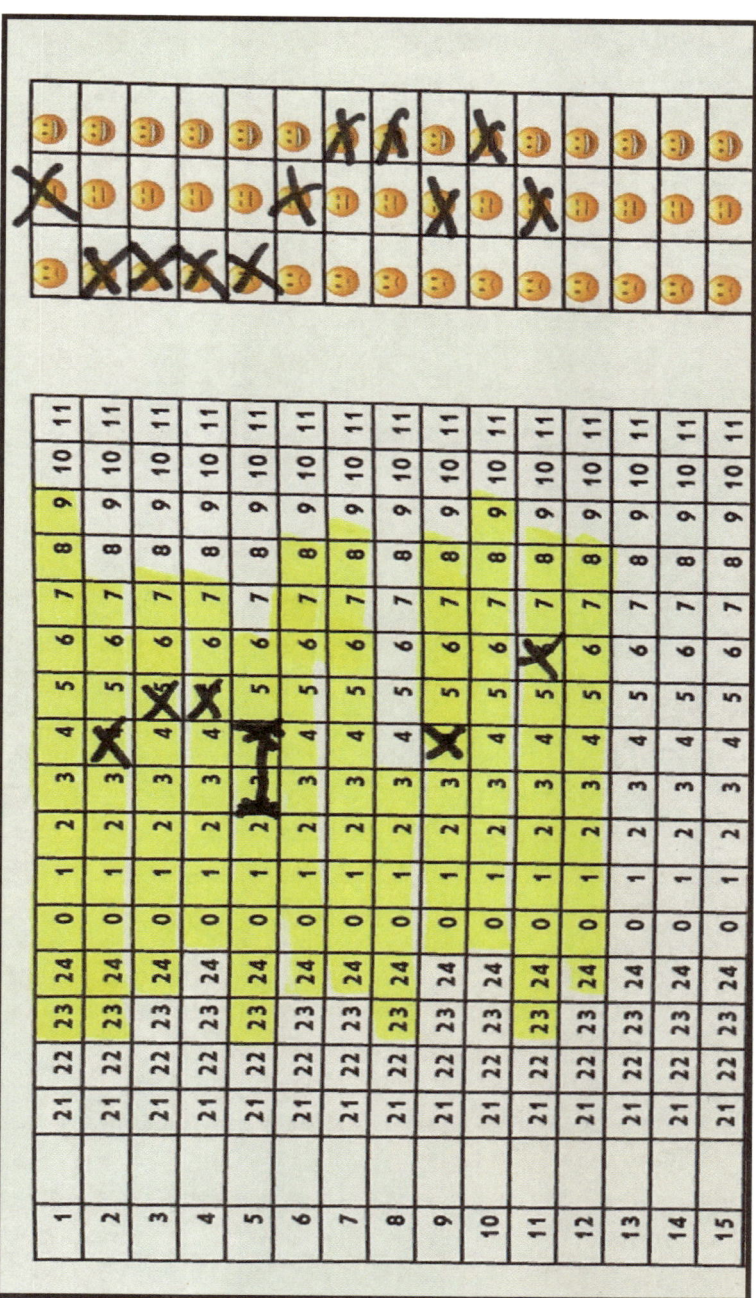

133

#		21	22	23	24	0	1	2	3	4	5	6	7	8	9	10	11		😟	😐	🙂
1		21	22	23	24	0	1	2	3	4	5	6	7	8	9	10	11		😟	😐	🙂
2		21	22	23	24	0	1	2	3	4	5	6	7	8	9	10	11		😟	😐	🙂
3		21	22	23	24	0	1	2	3	4	5	6	7	8	9	10	11		😟	😐	🙂
4		21	22	23	24	0	1	2	3	4	5	6	7	8	9	10	11		😟	😐	🙂
5		21	22	23	24	0	1	2	3	4	5	6	7	8	9	10	11		😟	😐	🙂
6		21	22	23	24	0	1	2	3	4	5	6	7	8	9	10	11		😟	😐	🙂
7		21	22	23	24	0	1	2	3	4	5	6	7	8	9	10	11		😟	😐	🙂
8		21	22	23	24	0	1	2	3	4	5	6	7	8	9	10	11		😟	😐	🙂
9		21	22	23	24	0	1	2	3	4	5	6	7	8	9	10	11		😟	😐	🙂
10		21	22	23	24	0	1	2	3	4	5	6	7	8	9	10	11		😟	😐	🙂
11		21	22	23	24	0	1	2	3	4	5	6	7	8	9	10	11		😟	😐	🙂
12		21	22	23	24	0	1	2	3	4	5	6	7	8	9	10	11		😟	😐	🙂
13		21	22	23	24	0	1	2	3	4	5	6	7	8	9	10	11		😟	😐	🙂
14		21	22	23	24	0	1	2	3	4	5	6	7	8	9	10	11		😟	😐	🙂
15		21	22	23	24	0	1	2	3	4	5	6	7	8	9	10	11		😟	😐	🙂
16		21	22	23	24	0	1	2	3	4	5	6	7	8	9	10	11		😟	😐	🙂
17		21	22	23	24	0	1	2	3	4	5	6	7	8	9	10	11		😟	😐	🙂
18		21	22	23	24	0	1	2	3	4	5	6	7	8	9	10	11		😟	😐	🙂
19		21	22	23	24	0	1	2	3	4	5	6	7	8	9	10	11		😟	😐	🙂
20		21	22	23	24	0	1	2	3	4	5	6	7	8	9	10	11		😟	😐	🙂
21		21	22	23	24	0	1	2	3	4	5	6	7	8	9	10	11		😟	😐	🙂
22		21	22	23	24	0	1	2	3	4	5	6	7	8	9	10	11		😟	😐	🙂
23		21	22	23	24	0	1	2	3	4	5	6	7	8	9	10	11		😟	😐	🙂
24		21	22	23	24	0	1	2	3	4	5	6	7	8	9	10	11		😟	😐	🙂
25		21	22	23	24	0	1	2	3	4	5	6	7	8	9	10	11		😟	😐	🙂
26		21	22	23	24	0	1	2	3	4	5	6	7	8	9	10	11		😟	😐	🙂
27		21	22	23	24	0	1	2	3	4	5	6	7	8	9	10	11		😟	😐	🙂
28		21	22	23	24	0	1	2	3	4	5	6	7	8	9	10	11		😟	😐	🙂
29		21	22	23	24	0	1	2	3	4	5	6	7	8	9	10	11		😟	😐	🙂
30		21	22	23	24	0	1	2	3	4	5	6	7	8	9	10	11		😟	😐	🙂
31		21	22	23	24	0	1	2	3	4	5	6	7	8	9	10	11		😟	😐	🙂

Machen Sie Ihr
Schlafzimmer zum Wohlfühlort

Sorgen Sie für eine lärmarme Umgebung

Lärm ist nicht nur im Schlafzimmer einfach lästig. Hindert er uns am Ein- oder Durschlafen, so macht Lärm gereizt, unruhig und gestresst. Daher sollte das Schlafzimmer der ruhigste Raum in einer Wohnung sein – wenn möglich weit weg von Straßenseiten, Küche oder Kinderzimmer. Schallschutzfenster oder Außenjalousien können auch nachträglich eingebaut werden.

Sorgen Sie für Dunkelheit

Der Tag-Nacht-Rhythmus wird hauptsächlich durch das Licht reguliert, daher ist es zum Einschlafen hilfreich, wenn es dunkel ist. Mit speziellen Verdunklungsvorhängen oder Jalousien lässt sich das einfach bewerkstelligen. Wenn Sie nachts aufstehen müssen, um beispielsweise zur Toilette zu gehen, sollte eine Nachttischlampe in der Nähe sein, die einfach zu bedienen ist und für gedämpftes Licht sorgt. Das verhindert, dass Sie im Dunkeln stolpern oder stürzen.

Nachtwäsche und Bettwäsche regelmäßig wechseln

Ob und welche Nachtwäsche Sie tragen, hängt von Ihren persönlichen Bedürfnissen ab. Schlafkleidung soll in jedem Fall bequem, atmungsaktiv und saugfähig sein. Nicht nur im Fall von häufigem Schwitzen oder einer Erkrankung empfiehlt es sich, die Nacht- und Bettwäsche regelmäßig – zumindest wöchentlich – zu wechseln.

Bett, Matratze und Lattenrost

Die passende Schlafstatt aus Bett, Matratze und Lattenrost zu finden ist angesichts der Vielzahl an Angeboten und Preisklassen mittlerweile schwierig geworden. Manche Händler bieten bereits die Möglichkeit zum Probeschlafen an. Wer sich daher zwischen Federkern-, Latex- oder Schaummatratzen nicht entscheiden kann, sollte jedenfalls ein Testangebot annehmen. Das passende Bett mit oder ohne Lattenrost – wie etwa bei Boxspringbetten – kann ebenfalls gleich mitgetestet werden. Wichtig: regelmäßig abstauben nicht vergessen! Zweimal jährlich sollte das Bett komplett gereinigt werden, zum Beispiel mit einem Dampfreiniger. Wer allergisch auf Hausstaubmilben reagiert, wird häufigere Reinigungsintervalle und spezielle Überzüge benötigen. Lassen Sie sich im Fachhandel beraten!

Kissen und Decken

Auch hier gibt es ein breites Angebot in allen Preisklassen. Empfehlenswert sind Naturmaterialen, die auch waschbar sind, denn Kissen und Decken sollten zweimal jährlich gereinigt werden. Etwa alle fünf Jahre empfiehlt sich ein Austausch.

Entrümpeln Sie das Schlafzimmer

Das Schlafzimmer sollte – wenn es der Platz erlaubt – kein Multifunktionsraum sein. Fernseher, Schreibtisch, Fitnessgeräte oder Wäscheständer sorgen bei kaum jemandem für eine entspannte Atmosphäre.

Rituale lernen

Ob die Uhrzeit, Körperpflege, ein Entspannungsbad, Lesen oder Entspannungsübungen – sorgen Sie für Ihr persönliches

Abendritual, das Sie positiv auf das Zubettgehen einstimmt. Beginnen Sie damit, den Schlafraum für einige Minuten gut durchzulüften, die Raumtemperatur abzusenken und zu verdunkeln. Manchen kann es helfen, ein paar Seiten zu lesen, wieder anderen ist es ein Bedürfnis eine kurze Tagesbilanz zu ziehen. Die Tagesbilanz – was ist gut gelaufen, was möchte ich morgen anders machen – kann helfen, mit dem Geschehen abzuschließen und sich für die Nacht zu „beruhigen". Sie kann schriftlich oder nur in Gedanken gemacht werden. Finden Sie Ihr persönliches Ritual!

Entspannungstechniken erlernen

Um entspannt zu schlafen, kann es auch hilfreich sein, eine der folgenden Entspannungstechniken zu lernen: Yoga, Tai-Chi, Qigong, progressive Muskelentspannung, autogenes Training, Meditation oder Atemtherapie. Wenn Sie gerne in der Gruppe lernen, dann suchen Sie sich einen Kurs in Ihrer Umgebung. Zu praktisch allen Entspannungstechniken gibt es auch eine Reihe von kostenlosen Online-Angeboten oder Apps. Wichtig ist auch hier: ausprobieren, den eigenen Weg finden und dranbleiben!

Expertengespräch mit ...

... **Melanie Pesendorfer**, Schlafcoach, www.dieschlafcoa chin.at

Was macht ein Schlafcoach genau?

Ich helfe mit meiner Kompetenz und mit dem Wissen über verschiedene nicht-medikamentöse Behandlungsmöglichkeiten, möglichst rasch die Symptome der Schlafstörung zu erkennen. Durch die Zusammenarbeit mit Ärzten und Psychologen sowie Psychotherapeuten kann ich bestmöglich unterstützen, damit Betroffene wieder an Schlaf- und somit Lebensqualität gewinnen. Erlernt habe ich das Schlafcoaching im Rahmen einer Ausbildung an der Medizinischen Universität Wien.

Warum braucht es Schlafcoaches?

In den letzten Jahren hat die Zahl der Menschen, die von Schlafstörungen betroffen sind, deutlich zugenommen. Trotzdem steckt das Thema noch weitgehend in den Kinderschuhen. Ärzte lernen in ihrer Ausbildung leider sehr wenig über das Thema Schlaf, erst wenn sie sich in bestimmten Fachrichtungen wie etwa der Neurologie darauf spezialisieren. Das heißt, es fehlt an Experten und an Ansprechpersonen für Betroffene. Gleichzeitig sind die Wartezeiten in den Schlaflaboren gestiegen. Aus diesem Handlungsdruck heraus hat sich an der Medizinischen Universität Wien rund um das Schlaflabor im AKH ein engagiertes Team geformt, das diese Weiterbildung anbietet. Grundlage dafür ist die Psychologie, denn mit Verhaltensänderungen kann man frühzeitig gegensteuern und die Schlafqualität deutlich verbessern.

Fehlt es an Wissen zum Schlaf?

Mit guter Schlafaufklärung, die bei vielen Menschen noch gar nicht stattgefunden hat, kann man schon sehr viel bewirken. Aus meiner Sicht hat das Thema „guter Schlaf" die „gesunde Ernährung" als Lebensstil-Thema längst abgelöst und wir beschäftigen uns endlich damit, warum Erholung und Schlaf so wichtig für die Gesundheit sind. Das erfordert einen vielfältigen Zugang und umfassendes Wissen vom Zusammenspiel der Körperfunktionen. Schlaf ist nicht so trivial, wie es sich anhört, mit „hinlegen und Augen zu" ist es bei vielen von uns längst nicht mehr getan. Leider hat das Schlafen immer noch ein schlechtes Image. Kinder gehen meist nicht gerne schlafen und wer als Erwachsener viel schläft, gilt immer noch als faul und träge. Während wir schlafen, sind wir nicht produktiv, das hat auch keinen gesellschaftlichen Wert. Unsere Leistungsgesellschaft ist auf einen hohen Erlebnisfaktor programmiert, dem steht das Schlafen klar entgegen.

Wie könnte man dieses schlechte Image verbessern?

Ich bin überzeugt, dass gerade durch die Pandemie wieder deutlich wurde, wie wichtig guter und erholsamer Schlaf ist. Es hat sich bei vielen Menschen gezeigt, dass in belastenden Situationen rasch der Schlaf zum Problem wird. Wir merken also den Wert von Schlaf erst, wenn er uns fehlt.
Durch viel Aufklärung, die noch nicht ausreichend passiert. Natürlich fragen sich viele, warum sie so viel Zeit mit Schlaf verbringen müssen, wo sie doch keinen Nutzen darin sehen. Also ist es dringend notwendig, den gesundheitlichen Nutzen von Schlaf in den Vordergrund zu rücken.

Wie kommen Betroffene zu Ihnen?

Ich bin Schlafcoachin aus Leidenschaft. Egal, ob es ums Träumen, Schlafen oder um mehr Energie im Wachen geht. In Zeiten des digitalen Konsums, der Reizüberflutung und des ständig Abgelenktseins sind Körper und Geist permanent im Vollbetrieb. Schlafen hingegen ist ein Runterfahren der Systeme – dafür bedarf es Entspannung und Vertrauen. Seit mehr als 12 Jahren arbeite ich selbstständig mit Menschen aller Alters- und Berufsgruppen und werde vorwiegend über Mundpropaganda weiterempfohlen. Schlaf ist ein gutes Thema für „Small Talk", daher hat sich rasch herumgesprochen, wie ein Schlafcoach helfen kann. Und das Wichtigste: Ich verkaufe keine Matratzen oder Duftöle, sondern ich arbeite mit Menschen an konkreten Verhaltensänderungen und damit Lösungen.

Kann sich ein Betroffener selbst helfen?

Ja, vor allem indem so früh als möglich gegengesteuert wird. Schlecht zu schlafen ist in den meist Fällen eine schlechte Angewohnheit, ein gesundheitsschädliches Verhalten, so wie zum Beispiel ungesund zu essen. Man muss also das neue Verhalten kennenlernen und einüben. So wie man Essstörungen behandeln kann, kann man auch Schlafstörungen behandeln.

Wie gehen Sie der Sache auf den Grund?

Wenn der Schlaf ausbleibt, sucht man rasch nach Hilfe. Meist sind es klassische Ein- und Durchschlafstörungen. Das heißt, Menschen gehen ins Bett und können nicht einschlafen oder werden häufig wach. Viele haben das Gefühl, „nicht einmal mehr Schlafen zu schaffen", und das ist der Beginn eines Teufelskreises. Man verliert Selbstwert und das Vertrauen, dass etwas so Banales wie Schlafen funktionieren kann. Der Schlaf darf wieder kommen – dieses Vertrauen in sich selbst muss man wieder aufbauen. Ich führe ein Erstgespräche von etwa einer halben Stunde und dann beginnt die Arbeit im Detail. Am Ende des Erstgesprächs steht immer die Erkenntnis, dass es eine Tür zur Lösung gibt, aber der Betroffene selbst den Schlüssel hat.

Was erwartet Betroffene, wenn sie in den Prozess mit Ihnen einsteigen?

Am Anfang steht ein ausführliches Gespräch – vom Beruflichen über das Private und den schlafbezogenen Leidensdruck. Dann wird für etwa zwei Wochen ein Schlaftagebuch verfasst. Parallel vermittle ich viel Wissen zum Thema Schlaf, weil ich denke, dass dieses Wissen beruhigt und für Verständnis sorgt. Danach folgen die Verhaltenstherapie und die Arbeit mit Entspannungstechniken. Dazu sind etwa zwei Termine pro Monat erforderlich. Wir gehen oft sehr langsam, Schritt für Schritt vor. Das Wichtigste ist, wieder das Vertrauen in sich selbst und die eigene Fähigkeit gut zu schlafen zu gewinnen.

Service

Literatur Kapitel 1, Seite 9ff

Märchenforum (2014) Vom Schlafen und Wachen im Märchen. Mutabor Verlag, Tracheswald (CH)

https://www.schlaraffia.de/blog/tierisch-verschlafen

https://myanimals.com

Despeghel M (2007) Wer besser schläft, ist länger wach. Knaur, München

Müller T (2010) Schlaftraining: Ein Therapiemanual zur Behandlung von Schlafstörungen. Hogrefe, Göttingen

Worthman CM, Melby MK (2002) Toward a comparative developmental ecology of human sleep. In: Carskadon MA (ed) Adolescent sleep patterns: Biological, social, and psychological influences. Cambridge University Press, pp 69-117 (https://doi.org/10.1017/CBO9780511499999.009)

Techniker Krankenkasse (Hrsg) (2017) Schlaf gut, Deutschland. TK-Schlafstudie 2017. Hamburg

https://www.betten.at/magazin/schlafkultur-geschichte-des-schlafens.html

Walch OJ et al. (2016) A global quantification of "normal" sleep schedules using smartphone data. Sci Adv 2(5) e1501705 (DOI: 10.1126/sciadv.1501705)

YouGov Deutschland GmbH (2018) Von Einschlafen bis Aufwachen (Hrsg Ikea Deutschland. Es beteiligten sich 5.072 Personen aus ganz Deutschland an der Umfrage)

Chancellor A (2007) Travelodge is having to provide towels to cover sleepwalking guests. What happened to pyjamas? The Guardian, 26. Oktober 2007 (abgerufen am 15.5.2021)

https://www.gesundheit.gv.at/krankheiten/gehirn-nerven/ schlafstoerungen/schlaf-wach-rhythmus

Tambalis KD et al. (2018) Insufficient Sleep Duration Is Associated With Dietary Habits, Screen Time, and Obesity in Children. Published Online October 15, 2018 (https://doi.org/10.5664/ jcsm.7374, Cited by:24)

Konkoly KR et al. (2021) Real-time dialogue between experimenters and dreamers during REM sleep. Published February 18, 2021 (DOI: https://doi.org/10.1016/j.cub.2021.01.026)

Hufeland CW (1992) Makrobiotik, oder: Die Kunst, das menschliche Leben zu verlängern. Herausgeber Insel Verlag, Leipzig

Walker M (2018) Das große Buch vom Schlaf. Die enorme Bedeutung des Schlafs – Beste Vorbeugung gegen Alzheimer, Krebs, Herzinfarkt und vieles mehr. Goldmann, Leipzig

Cajochen C (2009) Zentrum für Chronobiologie, Universitäre Psychiatrische Kliniken, Basel, Schlafregulation. Somnologie 13: 64-71 (DOI 10.1007/s11818-009-0423-7, online publiziert 4. Juni 2009)

Peter H et al. (Hrsg) (2007) Enzyklopädie der Schlafmedizin. Springer, Berlin Heidelberg New York

Bergeron MF et al. (2015) International Olympic Committee consensus statement on youth athletic development". Br J Sports Med 49, 13: 843-51

Kusztrich I, Fauteck JD (2013) Handbuch der Chronobiologie: Gesund im Timetable der inneren Uhren. IGK-Verlag, Hamburg

Spektrum Kompakt (2018) Chronobiologie: Unser innerer Rhythmus. Spektrum der Wissenschaft, Heidelberg

Obesity Society (2015) Insulin sensitivity: One night of poor sleep could equal six months on a high-fat diet, study in dogs suggests. ScienceDaily, 4. November 2015 (www.sciencedaily. com/releases/2015/11/151104134039.htm)

Dimitrov et al. (2019) Gαs-coupled receptor signaling and sleep regulate integrin activation of human antigen-specific T cells. J Exp Med 216 (3): 517-526

Hauglund NL et al. (2020) Cleaning the sleeping brain – the potential restorative function of the glymphatic system. Curr Opin Physiol 15: 1-6

Vyazovskiy VV (2015) Sleep, recovery, and metaregulation: explaining the benefits of sleep. Nat Sci Sleep 7: 171-84

Burish MJ et al. (2019) Emerging relevance of circadian rhythms in headaches and neuropathic pain. Acta Physiol (Oxf) 225 (1): e13161

Literatur Kapitel 2, Seite 43ff

Dale R et al. (2021) Mental Health during a COVID-19 Lockdown Over the Christmas Period in Austria (January 26, 2021) (http://dx.doi.org/10.2139/ssrn.3773439)

Riedl R et al. (2020) Digitaler Stress. Eine Befragungsstudie im deutschsprachigen Raum. Eine Studie der Fachhochschule Oberösterreich unter Beteiligung der Universität Linz und der Universität Bonn, Oktober 2020 (ISBN m978-3-9504257-3-4)

Weltgesundheitsorganisation (2021) Leitlinien für Umgebungslärm für die Europäische Region (2018) (https://www.euro.who.int/de/publications/abxstracts/environmental-noise-guidelines-for-the-european-region-2018)

Baudin C et al. (2019) Saliva cortisol in relation to aircraft noise exposure: pooled-analysis results from seven European countries. Environ Health 18(1): 102 (doi: 10.1186/s12940-019-0540-0)

Juang KD et al. (2005) Hot flashes are associated with psychological symptoms of anxiety and depression in peri- and post- but not premenopausal women. Maturitas 52(2): 119-126 (doi: 10.1016/j.maturitas.2005.01.005)

Sleep foundation (2021) What Is White Noise? (https://www.sleepfoundation.org/bedroom-environment/white-noise)

Höhn C et al. (2021) Preliminary Results: The Impact of Smartphone Use and Short-Wavelength Light during the Evening on Circadian Rhythm, Sleep and Alertness. Clocks Sleep 3(1): 66-86 (doi: 10.3390/clockssleep3010005)

Caufriez A et al. (2011) Progesterone prevents sleep disturbances and modulates GH, TSH, and melatonin secretion in postmenopausal women. J Clin Endocrinol Metab 96(4): E614-623 (doi: 10.1210/jc.2010-2558)

Achenbach RK (2004) Hyperhidrosis. Springer, Berlin Heidelberg

Altmeyer P et al. (2009) Krankhaftes Schwitzen: Ein Ratgeber für Betroffene und Angehörige. Kohlhammer, Stuttgart

Ravens-Sieberer U et al. (2021) Impact of the COVID-19 pandemic on quality of life and mental health in children and adolescents in Germany. Eur Child Adolesc Psychiatry 1-11 (doi: 10.1007/s00787-021-01726-5)

Dale R et al. (2021) Mental Health during the COVID-19 Lockdown over the Christmas Period in Austria and the Effects of Sociodemographic and Lifestyle Factors. Int J Environ Res Public Health 18(7) (doi: 10.3390/ijerph18073679)

Nochaiwong S et al. (2021) Global prevalence of mental health issues among the general population during the coronavirus disease-2019 pandemic: a systematic review and meta-analysis. Sci Rep 11(1): 10173 (doi: 10.1038/s41598-021-89700-8)

Luo Y et al. (2020) A Systematic Review of the Impact of Viral Respiratory Epidemics on Mental Health: An Implication on the Coronavirus Disease 2019 Pandemic. Front Psychiatry 11: 565098 (doi: 10.3389/fpsyt.2020.565098)

Cénat JM et al. (2021) Prevalence of symptoms of depression, anxiety, insomnia, posttraumatic stress disorder, and psychological distress among populations affected by the COVID-19 pandemic: A systematic review and meta-analysis. Psychiatry Res 295: 113599 (doi: 10.1016/j.psychres.2020.113599)

Herxheimer A, Petrie KJ (2002) Melatonin for the prevention and treatment of jet lag. Cochrane Database Syst Rev(2): Cd001520 (doi:10.1002/14651858.Cd001520)

DAK-Gesundheit (2021) Zeitumstellung – Mehrheit der Deutschen will einheitliche EU-Zeit (https://www.dak.de/dak/bundes themen/zeitumstellung-2112750.html#/)

Zhang H et al. (2020) Measurable health effects associated with the daylight saving time shift. PLoS Comput Biol 16(6): e1007927 (doi: 10.1371/journal.pcbi.1007927)

Berk M et al. (2008) Small shifts in diurnal rhythms are associated with an increase in suicide: The effect of daylight saving. Sleep Biol Rhythms 6(1): 22-25 (doi: 10.1111/j.1479-8425.2007.00331.x)

Allada R, Bass J (2021) Circadian Mechanisms in Medicine. N Engl J Med 384(6): 550-561 (doi: 10.1056/NEJMra1802337)

Barnes CM, Wagner DT (2009) Changing to daylight saving time cuts into sleep and increases workplace injuries. J Appl Psychol 94(5): 1305-1317 (doi: 10.1037/a0015320)

Carey RN, Sarma KM (2017) Impact of daylight saving time on road traffic collision risk: a systematic review. BMJ Open 7(6): e014319 (doi: 10.1136/bmjopen-2016-014319)

McNeely E et al. (2018) Cancer prevalence among flight attendants compared to the general population. Environ Health 17(1): 49 (doi: 10.1186/s12940-018-0396-8)

Kammer für Arbeiter und Angestellte für Oberösterreich (2021) https://ooe.arbeiterkammer.at/service/presse/PKU_2018_ Arbeitsgesundheitsmonitor_12.12.2018.pdf

Kammer für Arbeiter und Angestellte für Oberösterreich (2021) https://ooe.arbeiterkammer.at/service/broschuerenundrat geber/arbeitsklimaindex/aki2016/AKI_2016_3_September.pdf

Wirtschaftskammer Österreich (2021) https://www.wko.at/ser vice/arbeitsrecht-sozialrecht/arbeitszeit.html

Blaeser-Kiel G (2006) Schichtarbeiter-Syndrom: Es rächt sich, die innere Uhr zu ignorieren. Dtsch Ärzteblatt 103(7): A-424

Canadian Centre for Occupational Health and Safety (CCOHS) https://www.ccohs.ca/oshanswers/

Deutsche Gesellschaft für Schlafforschung und Schlafmedizin (2021) https://www.dgsm.de/fileadmin/patienteninformationen/ ratgeber_schlafstoerungen/Schlafprobleme_bei_Schichtarbeit.pdf

Allgemeiner Deutscher Automobil-Club e.V. (ADAC) (2021) https://www.adac.de/verkehr/verkehrssicherheit/verkehrs medizin/muedigkeit-sekundenschlaf-auto/

Medical News Today (2021) https://www.medicalnewstoday. com/articles/324799#72-hours-without-sleep

American Association for the Advancement of Science (AAAS) (2021) Lack of sleep tampers with your emotions (https://www. eurekalert.org/pub_releases/2015-12/afot-los120815.php)

Aran A et al. (2017) Medical Decisions of Pediatric Residents Turn Riskier after a 24-Hour Call with No Sleep. Med Decis Making 37(1): 127-133 (doi: 10.1177/0272989x15626398)

Chen WR et al. (2016) Effects of Statin on Arrhythmia and Heart Rate Variability in Healthy Persons With 48-Hour Sleep Depri- vation. J Am Heart Assoc 5(11) (doi: 10.1161/jaha.116.003833)

Davies SK et al. (2014) Effect of sleep deprivation on the human metabolome. Proc Natl Acad Sci USA 111(29): 10761-10766 (doi: 10.1073/pnas.1402663111)

Goel N et al. (2009) Neurocognitive consequences of sleep deprivation. Semin Neurol 29(4): 320-339 (doi: 10.1055/s-0029-1237117)

Lim J, Dinges DF (2010) A meta-analysis of the impact of short-term sleep deprivation on cognitive variables. Psychol Bull 136(3): 375-389 (doi:10.1037/a0018883)

Oztürk L et al. (1999) Effects of 48 hours sleep deprivation on human immune profile. Sleep Res Online 2(4): 107-111

Petrovsky N et al. (2014) Sleep deprivation disrupts prepulse inhibition and induces psychosis-like symptoms in healthy humans. J Neurosci 34(27): 9134-9140 (doi: 10.1523/jneurosci.0904-14.2014)

Arbeitsgemeinschaft der Wissenschaftlichen Medizinischen Fachgesellschaften (2021) https://www.awmf.org/uploads/tx_szleitlinien/028-012l_S1_Nichtorganische_Schlafstoerungen_2018-07.pdf

Literatur Kapitel 3, Seite 73ff

Bader N (2018) Psychometrische Analysen zum Landecker Inventar zur Erfassung von Schlafstörungen (Dissertation). University of Heidelberg, Heidelberg [https://doi.org/10.11588/heidok.00025264 (25264)]

Stuck BA et al. (2018) Praxis der Schlafmedizin. Springer, Berlin Heidelberg (Kindle-Version)

Mayer G et al. (2015) Internationale Klassifikation der Schlafstörungen: Übersicht über die Änderungen in der ICSD-3. Somnologie – Schlafforschung und Schlafmedizin 19(2)

Frauscher B (2012) Parasomnien: Arousal- und REM-Schlafassoziierte Störungen. neuro 3: 36-40

Riemann D (2016) Ratgeber Schlafstörungen: Informationen für Betroffene und Angehörige. Hogrefe, Göttingen (doi:DOI 10.1026/02745-000)

Geisler P, Kallweit U (2009) Narkolepsie, Hypersomnie und Tagesmüdigkeit. UNI-MED Science, Bremen

Holzinger B, Klösch G (2018) Schlafstörungen, psychologische Beratung und Schlafcoaching. Springer, Berlin Heidelberg

Österreichische Gesellschaft für Schlafmedizin und Schlafforschung (ÖGSM) (2021) https://schlafmedizin.at/de/patienteninformation/

Deutsche Gesellschaft für Schlafforschung und Schlafmedizin (2021) https://www.dgsm.de/gesellschaft/fuer-schlafmediziner/rki-bericht-schlafstoerungen

Klingman KJ et al. (2017) Questionnaires that screen for multiple sleep disorders. Sleep Med Rev 32: 37-44 (doi:10.1016/j.smrv.2016.02.004)

Arbeitsgemeinschaft der Wissenschaftlichen Medizinischen Fachgesellschaften (2021) Nicht erholsamer Schlaf/Schlafstörungen – Schlafbezogene Atmungsstörungen (https://www.awmf.org/leitlinien/detail/ll/063-001.html)

Sateia MJ (2014) International classification of sleep disorders-third edition: highlights and modifications. Chest 146(5): 1387-1394 (doi:10.1378/chest.14-0970)

Puhan MA et al. (2006) Didgeridoo playing as alternative treatment for obstructive sleep apnoea syndrome: randomised controlled trial. BMJ 332(7536): 266-270 (https://doi.org/10.1136/bmj.38705.470590.55)

Mayer G (2006) Narkolepsie: Taschenatlas spezial. G Thieme, Stuttgart New York

Mayer G (2000) Narkolepsie. Genetik – Immungenetik – Motorische Störungen. Blackwell, Berlin Wien

Bundesministerium für Soziales, Gesundheit, Pflege und Konsumentenschutz (2021) https://www.sozialministerium.at/dam/jcr:4ca9ae10-d78c-4cad-a421-749874122b70/broschuere_gesund_schlafen.pdf

Österreichische Ärztezeitung (2021) Restless-Legs-Syndrom: Abgrenzung von „Mimics" (https://www.aerztezeitung.at/archiv/oeaez-2021/oeaez-10-25052021/restless-legs-syndrom-abgrenzung-von-mimics.html)

Peter H et al. (2007) Enzyklopädie der Schlafmedizin. Springer, Berlin Heidelberg

Sack RL et al. (2007) Circadian rhythm sleep disorders, part I. Basic principles, shift work and jet lag disorders. An American Academy of Sleep Medicine review. Sleep 30(11): 1460-1483 (doi:10.1093/sleep/30.11.1460)

Sack RL et al. (2007) Circadian rhythm sleep disorders, part II. Advanced sleep phase disorder, delayed sleep phase disorder, free-running disorder, and irregular sleep-wake rhythm. An American Academy of Sleep Medicine review. Sleep 30(11): 1484-1501 (doi:10.1093/sleep/30.11.1484)

Schredl M (2008) Traum. UTB, Stuttgart

Ernst R et al. (2013) S2k-Leitlinie „Diagnostik und Therapie des Schnarchens des Erwachsenen". HNO 61(11): 944-957 (doi:10.1007/s00106-013-2775-3)

Stuck BA, Maurer JT (2016) Aktuelle Aspekte in der Diagnostik und Therapie der obstruktiven Schlafapnoe. HNO 64(2): 75-81 (doi:10.1007/s00106-015-0092-8)

Müller T, Paterok B (2017) Schlaf erfolgreich trainieren, 3. Aufl. Hogrefe, Göttingen

Adressen Schlaflabore in Österreich

Stand Juli 2021, kein Anspruch auf Vollständigkeit

WIEN

Krankenhaus der Barmherzigen Brüder
Schlaflabor, Abteilung für Neurologie, Neurologische Rehabilitation und Akutgeriatrie
Tel. (01) 21121/3240
https://www.barmherzige-brueder.at

Herz Jesu Krankenhaus
Schlaflabor, Abteilung für Innere Medizin
Tel. (01) 7122684-5206
E-Mail: schlaflabor-termin@kh-herzjesu.at
https://www.kh-herzjesu.at

Franziskus Spital Margareten
Schlaflabor an der Abteilung für Innere Medizin
Tel. (01) 546 05-1050
https://www.franziskusspital.at

AKH Wien
– Universitätsklinik für Neurologie, Ambulanz für
  Schlafstörungen und schlafassoziierte Störungen
– Schlafambulanz der Univ.-Klinik für Psychiatrie und
  Psychotherapie, Klinische Abteilung für Allgemeine
  Psychiatrie
– Schlaflabor der Univ.-Klinik für Innere Medizin II,
  Klinische Abteilung für Pulmologie
– Univ.-Klinik für Kinder- und Jugendheilkunde,
  Station E 11, Neuropädiatrie
Tel. (01) 40400-0
https://www.akhwien.at

Klinik Penzing – Wiener Gesundheitsverbund
Abteilung für Atemwegs- und Lungenkrankheiten
Spezialambulanz Atemphysiologie/Schlaflabor
Tel. (01) 91060 42710
https://klinik-penzing.gesundheitsverbund.at

Rudolfinerhaus Privatklinik – Schlaflabor
Tel. (01) 360 36-1190
E-Mail: schlaflabor@rudolfinerhaus.at
https://www.rudolfinerhaus.at

Privatklinik Döbling – Schlaflabor
Tel. (01) 360 66-7773
https://www.privatklinik-doebling.at

NIEDERÖSTERREICH

Landesklinikum Hochegg – Schlaflabor
Tel. 02644 6300
E-Mail: schlaflabor@hochegg.lknoe.at
http://www.hochegg.lknoe.at

Landesklinikum Melk – Schlaflabor
Abteilung für Innere Medizin
Tel. 02752/9004-15101
https://melk.lknoe.at/

Landesklinikum Krems
Pneumologische Ambulanz – Schlaf und Beatmungsmedizin
Nur nach telefonischer Voranmeldung von Montag bis
Freitag 8.00 bis 14.00 Uhr unter Tel. 02732/9004-12371
oder Tel. 02732/9004-13535
https://krems.lknoe.at

OBERÖSTERREICH

Kepler Universitätsklinikum Klinik für Neurologie
Neuromed Campus, Schlaflabor
Tel. (0)5 7680 82-0
E-Mail: kontakt@kepleruniklinikum.at
https://www.kepleruniklinikum.at/

Phyrn-Eisenwurzen Klinikum
Schlaflabor
Tel. (05) 055466-0
https://www.ooeg.at/pek

Salzkammergut-Klinikum Vöcklabruck
Abteilung für Pulmologie, Schlaflabor
Tel. (05) 055460-0
https://www.ooeg.at/sk/vb

Krankenhaus St. Josef Braunau
Abteilung für Hals, Nasen, Ohren
Schlaflabor
Tel. 07722/804-6310
Terminvereinbarung Montag bis Freitag von 08.00 bis 12.00 Uhr
https://www.khbr.at

SALZBURG

EMCO-Privatklinik
Schlaflabor
Tel. 06245/790-0
E-Mail: office@helios-schlaflabor.at
www.helios-schlaflabor.at

TIROL

Medizinische Universität Innsbruck
Universitätsklinik für Neurologie, Schlaflabor
Tel. 0512 504-23890
https://www.tirol-kliniken.at

Privatklinik Hochrum, Sanatorium der Kreuzschwestern
Schlaflabor
Tel. 0512 234-0
E-Mail: office@privatklinik-hochrum.com
https://www.privatklinik-hochrum.com

Interdisziplinäres Schlaflabor Telfs
Tel. (0)5262 61748
E-Mail: info@schnarchen.cc
www.schnarchen.cc

BURGENLAND

Krankenhaus Oberpullendorf
Abteilung für Innere Medizin, Schlaflabor
Tel. (05) 7979 34116
E-Mail: schlaflabor.khoberpullendorf@krages.at
https://www.krages.at/krankenhaeuser/oberpullendorf.html

STEIERMARK

LKH-Univ. Klinikum Graz
– Schlafmedizin an der Abteilung für Neurologie
– Abteilung für Innere Medizin und Pneumologie
– Klinische Abteilung für Pulmologie
– Univ.-Klinik für Kinder- und Jugendheilkunde Graz
Tel. +43 316 385-0
E-Mail: internet@uniklinikum.kages.at

Zentrum für ambulante Schlafmedizin – Mozartpraxis
Tel. 0316 26 97 40-0
E-Mail: office@mozartpraxis.at
www.mozartpraxis.at

Privatklinik Graz Ragnitz
Schlaflabor
Tel. 0316 596-0
E-Mail: privatklinik@pkg.at
www.privatklinik-graz-ragnitz.at

LKH Graz II
Abteilung für Innere Medizin und Pneumologie
Standort Enzenbach, Schlaflabor
Tel. 03124 501-7123
https://www.lkh-graz2.at

LKH Hochsteiermark, Standort Leoben
Abteilung für Kinder und Jugendheilkunde, Schlaflabor
Tel. 03842 401-3452
https://www.lkh-hochsteiermark.at

KÄRNTEN

LKH Villach
– Abteilung für Innere Medizin
– Abteilung für Kinder- und Jugendheilkunde
Tel. 04242 208-0
E-Mail: lkh.villach@kabeg.at
http://www.lkh-vil.or.at

Privatklinik Villach
Abteilung für Neurologie, Schlaflabor
Tel. 04242/3044-0
https://www.humanomed.at/privatklinik-villach/

A

Adenosin 19, 25, 28f
Aktigraphie 83, 86, 112
Albträume 81, 93, 115
Alkohol 24, 38, 54f, 69f, 79,
  81, 83, 102f, 106f
Angst 11, 39, 45, 92, 113, 115
Angststörungen 48, 57, 59,
  69, 81, 90, 119
Arbeitsbelastung 62
Arbeitszeit 62ff
Atmung 12, 27, 31f, 37, 39f,
  76, 82, 93, 102, 104f, 107,
  126, 129
Atmungsstörungen,
  Schlaf-bezogene 86, 93, 101,
  103, 105
Aufwachstörung 113, 115

B

Bett 15, 17f, 21, 38, 46, 52,
  70, 78f, 91f, 95, 102f, 114,
  117, 136
Bettnässen 116
Bewegungsstörung 55, 93,
  116ff
Biorhythmus 46, 60, 62, 66,
  80f, 112f
Biphasic Positive Airway
  Pressure, BIPAP 104
Bruxismus 118f

C

Chronobiologie 34ff
Continuous Positive Airway
  Pressure, CPAP 104, 108

Coronasomnia 57
Cortisol 51, 53

D

Depressionen 39, 49, 59, 72,
  81, 89f, 108
Drogen 81, 83, 90, 94

E

Elektroenzephalogramm
  (-grafie), EEG 12, 29, 31, 82,
  86ff
Elektrokardiogramm (-grafie),
  EKG 29, 86, 88
Elektromyogramm (-grafie)
  EMG 28, 86ff
Elektrookulogramm (-grafie),
  EOG 29, 86ff
Entspannung 125ff
Enuresis 116
Epworth Sleepiness Scale ESS
  83
Essen 38, 54, 112, 115, 140

F

Fatigue 80
Fragebogen zur Erfassung von
  Persönlichkeitsmerkmalen
  bei Schlafstörungen, FEPS 83

G

Gedächtnis 24

H

Herzratenvariabilität 40
Hormone 26
Hypersomnie 108ff

I

Insomnie 89f, 92, 94, 96f, 99, 116

J

Jetlag 61f, 81

K

Kataplexie 110
Kleine-Levin-Syndrom 93, 111

L

Landecker Inventar für Schlaf-
störungen LISST 83
Lärm 49ff
Licht 15, 21, 27f, 37, 46, 53,
60ff, 68, 70, 81
Lebensphasen 18
Lebensstil 18, 46, 125, 139

M

Matratze 136
Medikamente 29, 56, 72, 78f,
81, 90f, 94, 99, 102f, 108,
111, 118, 120
Melatonin 19, 28, 46, 53, 57,
62, 99, 112

N

Nachtangst 113f
Narkolepsie 93, 97, 101, 109ff
Non-REM-Schlaf 30ff, 88

P

Pandemie 39, 45, 48, 57ff

Parasomnie 93, 113
Parasympathikus 39, 46
Periphere arterielle Tono-
metrie, PAT 88
Polygrafie 87
Polysomnografie PSG 29, 87
Pulsoxymetrie 89

R

REM-Schlaf 30ff, 88, 110
Restless-Leg-Syndrom, RLS
55, 93, 97, 116f
Rhonchopathie 106
Rituale 136

S

Schichtarbeit 65, 72
Schlaf-bezogene Atmungsstö-
rungen 86, 93, 101, 103, 105
Schlaf-bezogene Bewegungs-
störungen 93, 116, 118
Schlaf-Wach-Rhythmus 15,
18f, 21, 27, 30, 34, 37, 53, 61,
92f, 97, 109ff
Schlaf, Funktion 26
–, Zweck 22
Schlafapnoe 76, 96, 101ff, 119ff
Schlafaufklärung 139
Schlafcoach 138f
Schlafdauer 18, 21f, 109
Schlafdrang 19, 26ff
Schlafdruck 26, 28
Schlafenszeit 19
Schlafforschung 20, 23,
67, 75ff

Schlaffragebogen 83
Schlafgewohnheiten 15, 17, 46, 132
Schlafkrankheit 109
Schlaflabor 29, 74, 84f, 111, 120, 138, 155ff
Schlafmangel 26, 66, 70f, 109
Schlafparalyse 115
Schlafphasen 30, 32, 110
Schlafqualität 18f, 32, 39, 50, 55f, 62, 83, 98, 100, 104
Schläfrigkeit 80, 102, 109
Schlaftagebuch 78f, 83f, 87, 109, 112, 132f, 141
Schlaftyp 20f
Schlafwandeln 113f
Schnarchen 86, 102, 105ff, 120

Schwitzen 56f, 98, 118
Sekundenschlaf 67ff, 71ff, 121
Selbsthilfe 95f, 110, 119
Somnologie 75
Stress 91ff, 100, 113ff, 119, 126, 129
Sympathikus 38f, 88

T
Traum 11, 85
Traumschlaf 30, 32f

Z
Zeitumstellung 59ff
Zirkadianer Rhythmus 27, 36, 61, 93, 111f

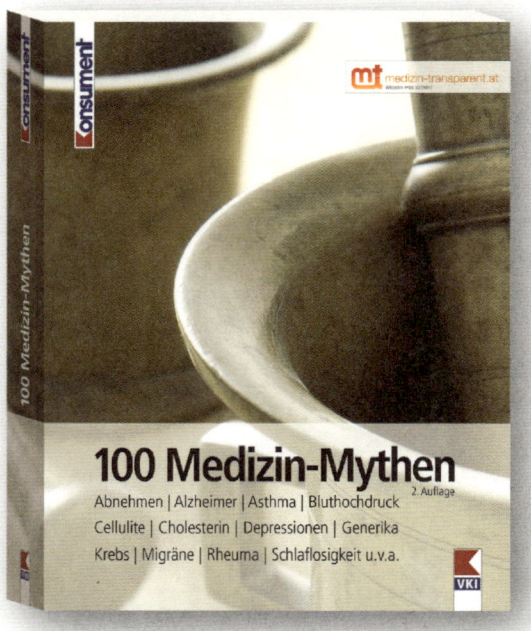

100 Medizin-Mythen
2. Auflage

Abnehmen | Alzheimer | Asthma | Bluthochdruck

Cellulite | Cholesterin | Depressionen | Generika

Krebs | Migräne | Rheuma | Schlaflosigkeit u.v.a.

Berichten in den Medien zufolge müssten schlimme Erkrankungen wie Alzheimer, Krebs oder Rheuma längst besiegt sein. Fast täglich werden wir in Artikeln, Inseraten oder in als redaktionelle Beiträge getarnten Anzeigen mit neuen vermeintlichen Wundermitteln und Behandlungen konfrontiert. Für Konsumenten ist es kaum möglich, den Wahrheitsgehalt solcher Aussagen einzuschätzen. Dass man für diese Mittel, Tinkturen und Therapien tief ins Geldbörsel greifen muss, wird von todkranken oder von langer Krankheit gezeichneten Menschen in Kauf genommen. Meldungen über scheinbar gesundheitsschädliche Lebensmittel und Behandlungen lassen zudem aufhorchen und tragen zu Verunsicherung bei. In dieser Situation Orientierung zu geben, ist das Anliegen dieses Buches, für das Konsumentenschutz und Wissenschaft eine Kooperation eingegangen sind. Wissenschaftler von medizin-transparent.at, einem Projekt von Cochrane Österreich, haben Wirkstoffe, Verfahren und Therapien genau unter die Lupe genommen. Sie durchforsteten die verfügbare Literatur nach wissenschaftlichen Belegen und geben mit diesem Wissen Antwort auf Fragen, die vielleicht auch Sie sich schon einmal gestellt haben.

Flexcover, 220 Seiten, 19,90
ISBN 978-3-99013-067-4
www.konsument.at/medizinmythen

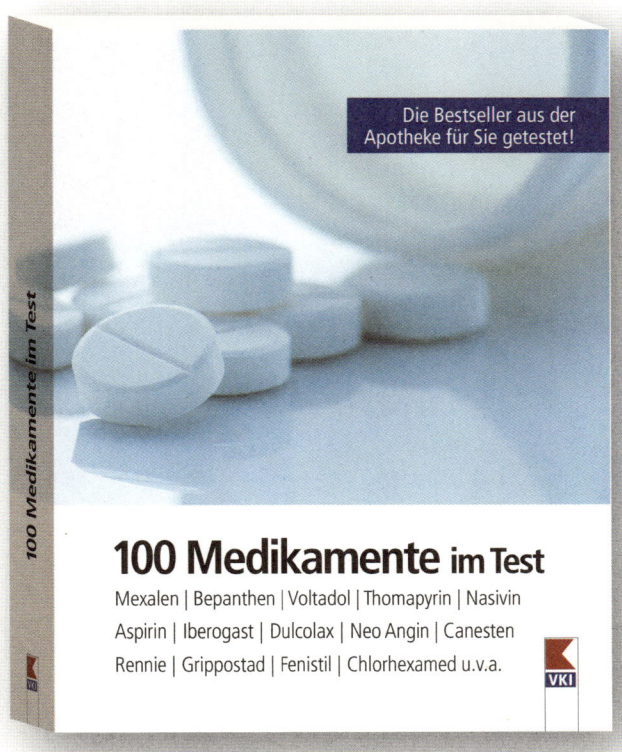

Die Bestseller aus der
Apotheke für Sie getestet!

100 Medikamente im Test

100 Medikamente im Test

Mexalen | Bepanthen | Voltadol | Thomapyrin | Nasivin
Aspirin | Iberogast | Dulcolax | Neo Angin | Canesten
Rennie | Grippostad | Fenistil | Chlorhexamed u.v.a.

Dass ein Arzneimittel amtlich zugelassen ist, bedeutet noch nicht, dass es grundsätzlich sinnvoll ist. Über Risiken und Nebenwirkungen informiert Sie nicht nur Ihr Arzt oder Apotheker: In diesem neuen KONSUMENT-Buch erfahren Sie in kompakter Form, wie ein unabhängiges Expertenteam die in Österreich gängigsten Präparate bewertet. Wie verträglich ist das Mittel? Lindert es die Symptome, ist es nachhaltig von Nutzen? Ist es lange erprobt und wirkt es? Orientierung bieten vier Bewertungskriterien von „Geeignet" bis „Wenig geeignet". Dazu finden Sie die wichtigsten Hinweise zu Wechsel- und Nebenwirkungen und Vorsichtsmaßnahmen. Bei allen Präparaten gibt es noch spezielle Tipps und Warnungen für die Anwendung bei Schwangeren, Kindern und älteren Menschen. Das Buch leistet Erste Hilfe, wenn unabhängige Information über die populärsten Medikamente schnell gefragt ist.

Flexcover, 216 Seiten, 19,90
ISBN 978-3-99013-079-7
www.konsument.at/100medikamente

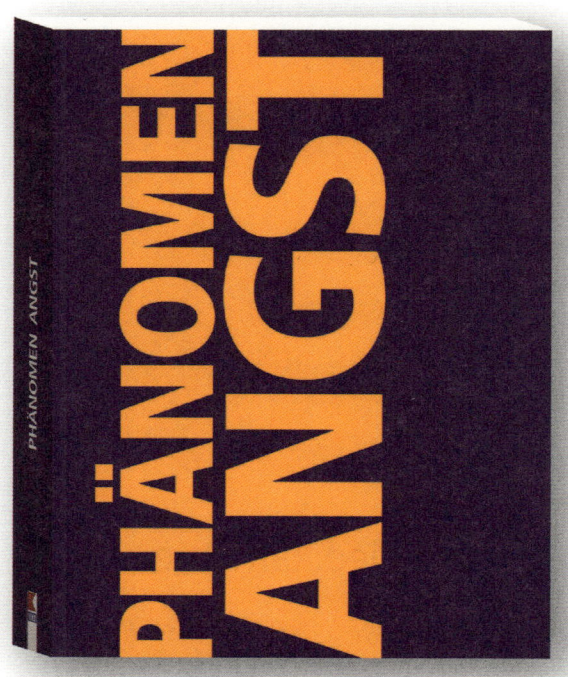

Wovor fürchten sich Herr und Frau Österreicher? Was macht das Wesen der
Angst aus? Welche Ängste begleiten uns durch das Leben? Wer betreibt
das Geschäft mit der Angst? Warum schlägt sich Angst manchmal auf den
Magen? Warum kann die Angst vor Krankheit tatsächlich krank machen? Wo
verläuft die Grenze zwischen „normaler" und „krankhafter" Angst? Welche
Ursachen können zu einer Angststörung führen und wie kann eine Angststörung diagnostiziert werden? Dieses Buch gibt Anregungen und Antworten
in der Auseinandersetzung mit dem Phänomen Angst. Und es leistet Hilfe-
stellung für alle Betroffenen. Es informiert über professionelle Hilfsangebote
und darüber, was man für sich selbst tun kann, um den eigenen Ängsten
entgegenzutreten.

Flexcover, 260 Seiten, € 19,90
ISBN 978-3-99013-087-2
www.konsument.at/angst

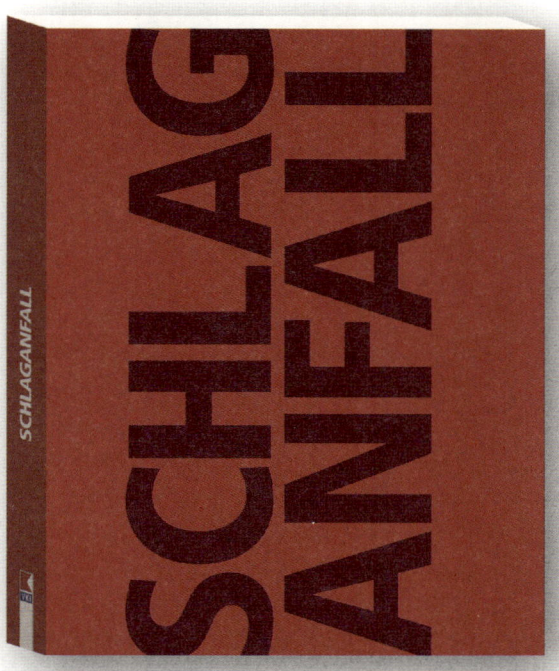

Der Schlaganfall gilt als zweithäufigste Todesursache und Hauptgrund für Behinderungen: Jeder vierte Österreicher ist betroffen, jeder sechste davon stirbt an den Folgen. Die rasche medizinische Versorgung und mitunter lebenslange Pflege sind eine Herausforderung – nicht nur für das Gesundheitssystem, sondern für jeden von uns. Vorbeugen ist möglich, mit einfachen, aber manchmal unbequemen Änderungen unseres Lebensstils. Das heißt im Alltag: nicht rauchen, wenig Alkohol trinken, täglich 30 Minuten in Bewegung kommen und ein gesundes Körpergewicht. Tritt dennoch ein Schlaganfall auf, so gilt: „Zeit ist Hirn" – je rascher Hilfe und medizinische Versorgung möglich ist, desto besser sind die Chancen, ohne Folgeschäden davon zu kommen. Österreich ist weltweit Vorbild bei der Schlaganfall-Akutversorgung. Wie Patienten von neuen Forschungen profitieren, wie Hilfe im Notfall aussieht, welche Behandlungen erfolgversprechend sind und wie das Leben trotz Schlaganfall lebenswert bleibt, lesen Sie in diesem Buch!

Flexcover, 192 Seiten, € 19,90
ISBN 978-3-99013-095-7
www.konsument.at/schlaganfall

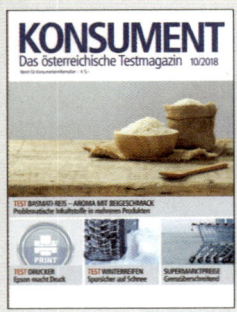

Das österreichische Testmagazin

Ihr Ratgeber für den täglichen Einkauf
Jeden Monat mit Tests, Reports und Analysen.
Ohne Inserate, deshalb unabhängig von Firmen.
Nur dem Leser verpflichtet.

www.konsument.at

Beratung & Konsumentenschutz

Wir beraten Sie vor und nach dem Kauf
Und helfen Ihnen, zu Ihrem Recht zu kommen.
In **Musterprozessen** zeigen wir Missstände auf
Besserer Konsumentenschutz ist das Ziel.

www.vki.at

Test-Urteile

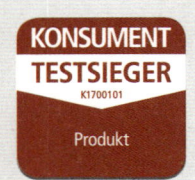

Test ist nicht gleich Test
Nur Konsumentenschutzorganisationen wie der VKI
prüfen nach international anerkannten Standards.
Deshalb ist auf unsere Testergebnisse Verlass.
Strenge Qualitätsrichtlinien zeichnen unsere Arbeit aus.

Wir sind für Sie da

Aboservice
Für Fragen zu Ihrem KONSUMENT-Abonnement, für
Adressänderungen sowie für Buchbestellungen wählen Sie Tel.
01 588 774 (Mo–Do 9–16 Uhr, Fr 9–14 Uhr)

Beratung
Die ExpertInnen unseres Beratungszentrums sind unter Tel. 01
588 77-0 erreichbar (Mo–Fr 9–13 Uhr)

Persönliche Beratung
Wien: Mariahilfer Straße 81, Tel. 01 588 77-0
     (Terminvereinbarung Mo, Mi 9–18 Uhr, Di, Do 9–16 Uhr)
Innsbruck: Maximilianstraße 9, Tel. 0512 58 68 78
     (Mo–Do 8–12 Uhr)